DIETA SONOMA 2025

110 Receitas O Novo método para Perder Peso e viver Melhor Uma jornada rumo à Saúde com a dieta do Futuro

KLARLOCK

ISENÇÃO DE RESPONSABILIDADE

Este livro tem como objetivo fornecer material útil e informativo sobre os temas abordados na publicação. Ele é vendido com o entendimento de que o autor e o editor não estão envolvidos na prestação de quaisquer serviços médicos, de saúde ou outros serviços profissionais pessoais no livro. O leitor deve consultar seu médico, profissional de saúde ou outro profissional competente antes de adotar qualquer sugestão deste livro ou tirar qualquer conclusão. O autor e o editor isentam-se expressamente de qualquer responsabilidade por qualquer responsabilidade, perda ou risco, pessoal ou não, decorrente, direta ou indiretamente, do uso e aplicação de qualquer conteúdo deste livro.

OBSERVAÇÃO

Todas as receitas deste livro foram elaboradas para quatro pessoas. Para esta quantidade devem ser considerados os ingredientes indicados nas receitas. Caso seja necessário alterar a porção, recomenda-se ajustar proporcionalmente as doses dos ingredientes. Recomenda-se também seguir atentamente as instruções de preparo e cozimento para obter o melhor resultado. No contexto deste livro, quando nos referimos a "uma xícara" como unidade de medida de ingredientes, queremos dizer usar uma xícara de cozinha padrão com capacidade de aproximadamente 240 mililitros. É essencial usar um copo medidor para obter as quantidades certas de ingredientes. Se não tiver copo medidor, pode usar um copo medidor graduado, certificando-se de que corresponde corretamente às proporções indicadas. Aqui estão alguns exemplos 1 Xícara de farinha 100 gr. 1 xícara de arroz 200 gr. 1 Xícara de Quinoa 200 gr

RECEITAS PRIMEIROS PRATOS

RECEITAS SEGUNDO PRATOS

RECEITAS LATERAL

INTRODUÇÃO À DIETA SONOMA

A Dieta Sonoma é uma dieta inspirada na culinária mediterrânea, conhecida por promover um estilo de vida saudável e equilibrado. Esta dieta leva o nome da região de Sonoma Valley, na Califórnia, famosa por seus vinhedos e culinária. Princípios Básicos da Dieta Sonoma 1. Concentre-se em Alimentos Integrais: A dieta concentra-se em alimentos integrais não processados, como frutas, vegetais, grãos integrais, proteínas magras e gorduras saudáveis. 2. Controle de porções: Mais do que contar calorias, a Dieta Sonoma enfatiza o controle de porções, promovendo a ideia de comer com atenção. 3. Prato Dividido em Setores: O prato é dividido em três setores principais: metade do prato é reservada para frutas e legumes, um quarto para proteínas magras e o último quarto para grãos integrais. 4. Alimentos Principais: Alguns alimentos recebem consideração especial benéficos e são incentivados, como nozes, azeite, tomate, frutas vermelhas, uvas, espinafre e salmão. 5. Três Fases: A dieta é dividida em três fases: Onda 1 (Primeira Onda): Duração de 10 dias, visando eliminar o desejo por açúcares e carboidratos refinados. Onda 2 (Segunda Onda): Fase principal onde você desenvolve hábitos alimentares saudáveis e continua a perder peso. Onda 3 (Terceira Onda): Fase de manutenção de longo prazo para estabilizar o peso alcançado. Benefícios da Dieta Sonoma Perda de Peso Sustentável: Com ênfase em alimentos integrais e porções controladas, a dieta promove perda de peso gradual e sustentável. Saúde Cardiovascular: A dieta rica em gorduras saudáveis e pobre em gorduras saturadas é benéfica para a saúde do coração. Risco reduzido de doenças crônicas: Sabe-se que os principais alimentos promovidos na dieta reduzem o risco de doenças crônicas, como diabetes tipo 2 e algumas formas de câncer.

Exemplo de menu de café da manhã: iogurte grego com frutas frescas e uma colher de sementes de chia. Almoço: Salada mista com espinafre, tomate, abacate, nozes e peito de frango grelhado, temperada com azeite e vinagre balsâmico. Jantar: Salmão assado com porção de quinoa e legumes grelhados. Lanche: Fruta fresca, um punhado de amêndoas ou uma porção de hummus com cenoura e aipo. Considerações finais A Dieta Sonoma promove um estilo de vida saudável e sustentável, em vez de uma solução rápida para perda de peso. A sua ênfase em alimentos frescos e integrais, combinada com o controlo das porções e uma abordagem consciente dos alimentos, torna-o uma escolha atraente para quem procura melhorar a sua saúde e bem-estar geral.

ORIGEM DA DIETA SONOMA

A Dieta Sonoma inspira-se na culinária e no estilo de vida mediterrâneo, conhecidos por seus benefícios à saúde e à longevidade. Origens da Dieta de Sonoma 1. Região de Sonoma: Localizada na Califórnia, o Vale de Sonoma é famoso por seus vinhedos, produção de vinho e culinária gourmet. A região é frequentemente comparada às áreas vitivinícolas do Mediterrâneo, como a Toscana, na Itália, e a Provença, na França. Essa semelhança os inspirou a desenvolver uma dieta que refletisse a cultura culinária e o estilo de vida descontraído de Sonoma. 2. Cozinha Mediterrânica: A dieta baseia-se nos princípios da cozinha mediterrânica, que inclui abundância de frutas e vegetais frescos, cereais integrais, legumes, nozes, azeite e peixe. Estudos científicos demonstraram que a dieta mediterrânica pode reduzir o risco de doenças cardiovasculares, melhorar a saúde metabólica e promover a longevidade. 3. Influência das Zonas Azuis:

"Zonas Azuis" são regiões do mundo onde as pessoas vivem vidas mais longas e saudáveis. Estas áreas partilham hábitos alimentares semelhantes, incluindo uma dieta rica em alimentos não processados, baixo consumo de carne vermelha e produtos lácteos e elevado consumo de legumes e peixe. A Dieta Sonoma incorpora muitos desses princípios para promover uma vida longa e saudável. Princípios Inspiradores 1. Alimentos integrais e não processados: A dieta coloca uma forte ênfase em alimentos frescos e não processados, semelhantes aos consumidos nas dietas tradicionais do Mediterrâneo e das Zonas Azuis. 2. Consciência alimentar: Comer com atenção e aproveitar cada mordida é outro princípio fundamental da Dieta Sonoma. Essa abordagem promove uma relação saudável com os alimentos e ajuda a evitar comer demais. 3. Equilíbrio e Moderação: A Dieta Sonoma não é restritiva; em vez disso, incentiva o equilíbrio e a moderação.

Não existem alimentos totalmente proibidos, mas é importante comer com moderação e escolher porções adequadas. 4. Apreciação da comida: Um dos aspectos distintivos da Dieta Sonoma é a ênfase no prazer da comida. A dieta incentiva a desfrutar das refeições, utilizando ingredientes frescos e saborosos, e a considerar as refeições como um momento de prazer e convívio. Conclusão A Dieta Sonoma é um plano alimentar que combina o melhor da culinária mediterrânea com o estilo de vida descontraído do Vale de Sonoma. Através da ênfase em alimentos integrais, do controlo das porções e da consciência alimentar, a dieta promove uma saúde óptima e um bem-estar geral, tornando-a uma escolha atractiva para quem procura melhorar o seu estilo de vida alimentar.

O QUE É A DIETA SONOMA

A Dieta Sonoma é um programa dietético inspirado na culinária mediterrânea e na cultura do Vale de Sonoma, na Califórnia. a dieta aposta em alimentos frescos, integrais e nutritivos, promovendo um estilo de vida saudável e equilibrado. Aqui estão os princípios fundamentais da Dieta Sonoma: Princípios Fundamentais 1. Foco em Alimentos Integrais: A dieta é baseada em frutas, vegetais, grãos integrais, proteínas magras e gorduras saudáveis, minimizando alimentos processados e refinados. 2. Controle de porções: Em vez de contar calorias, a Dieta Sonoma enfatiza o controle de porções. O prato é dividido em seções: metade para frutas e vegetais, um quarto para proteínas magras e o último quarto para grãos integrais. 3. Alimentos-chave: Certos alimentos, como nozes, azeite, tomate, frutas vermelhas, uvas, espinafre e salmão, são especialmente incentivados por seus benefícios nutricionais. Estrutura da Dieta A

Dieta Sonoma está estruturada em três fases principais, chamadas "Onda" (ondas): 1. Onda 1 (Primeira Onda): Esta fase dura 10 dias e tem como objetivo eliminar o desejo por açúcares e carboidratos refinados, estabelecendo as bases para uma alimentação saudável. 2. Onda 2 (Segunda Onda): A fase principal da dieta, durante a qual você continua a desenvolver hábitos alimentares saudáveis e a perder peso de forma sustentável. Durante esta fase, certos alimentos, como grãos integrais e mais variedades de frutas, são gradualmente reintroduzidos. 3. Onda 3 (Terceira Onda): A fase de manutenção de longo prazo, que dura indefinidamente. Nesta fase, continua a seguir os princípios da alimentação com maior flexibilidade, mantendo o peso alcançado e um estilo de vida saudável. Benefícios da Dieta Sonoma Perda de Peso Sustentável: Graças à ênfase em alimentos integrais e no controle de porções, a dieta promove perda de peso gradual e sustentável. Saúde Cardiovascular:

ESTRUTURA E FASES DA DIETA SONOMA

A Dieta Sonoma está estruturada em três fases principais, denominadas "Ondas", que orientam progressivamente os participantes para hábitos alimentares mais saudáveis e manutenção do peso corporal a longo prazo. Aqui está uma descrição detalhada de cada fase: Onda 1: Primeira Onda Duração: 10 dias Objetivo: Esta fase foi projetada para eliminar o desejo por açúcares e carboidratos refinados, ajudando você a quebrar maus hábitos alimentares e iniciar a perda de peso. Características: Eliminação de Alimentos Específicos: Durante a Onda 1, são excluídos açúcares refinados, grãos refinados, doces, álcool e alimentos altamente processados. Concentre-se em alimentos saudáveis: A dieta concentra-se em proteínas magras, vegetais sem amido, frutas limitadas, gorduras saudáveis e laticínios com baixo teor de gordura. Porções Controladas: As porções são cuidadosamente controladas para promover a redução de calorias sem a necessidade de contar calorias. Exemplo de Menu: Café da Manhã: Ovos mexidos com espinafre e tomate. Almoço: Salada de frango com mix de legumes e azeite. Jantar: Filé de peixe grelhado com brócolis cozido no vapor. Lanche: Palitos de aipo com hummus. Onda 2: Segunda Onda Duração: Até atingir o peso desejado Objetivo: A fase principal da dieta, onde você desenvolve hábitos alimentares saudáveis e continua a perder peso de forma sustentável. Características: Reintrodução de Alimentos: Alguns alimentos como grãos integrais, mais variedades de frutas e vinho tinto em quantidades moderadas são gradualmente reintroduzidos. Dieta Balanceada: Enfatiza o equilíbrio de proteínas, carboidratos e gorduras saudáveis. Variedade e Moderação: É permitida uma maior variedade de alimentos, mas sempre com atenção às porções e à qualidade dos alimentos. Exemplo de Menu: Café da Manhã: Iogurte grego com morangos frescos e nozes. Almoço: Wrap de peru com alface, tomate, abacate e tortilha integral. Jantar: Peito de frango grelhar com quinoa e legumes assados. Lanche: Maçã com manteiga de amêndoa. Onda 3: Terceira Onda Duração: Indefinida, para manutenção a longo prazo. Objetivo: Manter o peso alcançado e continuar a seguir um estilo de vida saudável. Características: Sustentabilidade: A dieta foi pensada para ser sustentável no longo prazo, sem restrições rígidas. Flexibilidade: Permite maior flexibilidade nas escolhas alimentares, ao mesmo tempo que promove alimentos saudáveis e porções moderadas. Estilo de vida: incentiva uma abordagem de estilo de vida, em vez de uma dieta temporária, incorporando princípios de alimentação consciente e atividade física regular. Conclusão A estrutura em ondas da Dieta Sonoma permite uma abordagem gradual à perda de peso e à melhoria dos hábitos alimentares, promovendo uma transição sustentável para uma alimentação saudável e equilibrada. Cada fase é projetada para promover o bem-estar.

BENEFÍCIOS DA DIETA SONOMA

A Dieta Sonoma oferece inúmeros benefícios à saúde e ao bem-estar, graças à sua abordagem equilibrada e foco em alimentos frescos e integrais. Aqui estão alguns dos principais benefícios: 1. Perda de peso gradual e sustentável: A Dieta Sonoma promove a perda gradual de peso por meio do controle de porções e da eliminação de alimentos refinados e açúcares, evitando as drásticas restrições calóricas das dietas ioiô. Manutenção do Peso: As três fases da dieta ajudam a estabelecer hábitos alimentares saudáveis a longo prazo, facilitando a manutenção do peso alcançado. 2. Saúde Cardiovascular Gorduras Saudáveis: A inclusão de gorduras saudáveis, como azeite, nozes e peixes ricos em ômega 3, ajuda a reduzir o risco de doenças cardiovasculares. Redução do colesterol: Uma dieta rica em frutas, vegetais e grãos integrais ajuda a manter os níveis de colesterol baixos colesterol ruim (LDL) e melhora os níveis de colesterol bom (HDL). 3. Controle de açúcar no sangue Carboidratos de baixo índice glicêmico: A ênfase em grãos integrais e a redução de açúcares refinados ajudam a estabilizar os níveis de açúcar no sangue: A dieta reduz as flutuações de açúcar no sangue que causam desejos repentinos e fome excessiva. 4. Digestão Melhorada Rica em Fibras: A elevada presença de frutas, vegetais e grãos integrais promove uma boa digestão e previne problemas como prisão de ventre. Hidratação: A dieta incentiva a ingestão adequada de água, o que é importante para uma digestão saudável. 5. Bem-estar geral Riqueza de nutrientes: A variedade de alimentos frescos e integrais fornece uma ampla gama de vitaminas, minerais e antioxidantes essenciais para o funcionamento ideal do corpo. Aumento de Energia: Uma alimentação equilibrada contribui para níveis de energia mais estáveis e melhorados, reduzindo a sensação de cansaço. 6. Alimentação Consciente em Saúde Mental:

A dieta promove uma abordagem consciente à alimentação, ajudando você a desenvolver um relacionamento saudável com os alimentos e a reduzir o estresse relacionado aos alimentos. Prazer na Comida: Ao incentivá-lo a desfrutar das refeições e a tratar a comida como um prazer, a Dieta Sonoma pode melhorar o bem-estar emocional e a qualidade de vida. 7. Reduza o risco de doenças crónicas Antioxidantes e fitonutrientes: Os principais alimentos da dieta, como bagas, tomates e folhas verdes, são ricos em antioxidantes que protegem as células contra danos e reduzem o risco de cancro e outras doenças crónicas. Inflamação reduzida: Alimentos antiinflamatórios incluídos na dieta, como salmão e nozes, ajudam a reduzir a inflamação sistêmica, associada a muitas doenças crônicas. 8. Princípios das Zonas Azuis de Longevidade: A Dieta Sonoma incorpora hábitos alimentares observados nas "Zonas Azuis", áreas do mundo onde as pessoas vivem vidas mais longas e saudáveis, promovendo vidas longas e saudáveis.

RECEITAS DE APERITIVOS

ALMÔNDEGAS DE LENTILHA

Execução: fácil

Tempo de preparo: 15 minutos

+10 minutos de cozimento

+ 30 minutos de descanso na geladeira

Preço baixo

Ingredientes para 4 pessoas:

500 g de lentilhas já cozidas

1 ovo fresco

1 batata

2 fatias de pão enlatado

2 colheres de sopa de parmesão ralado

leite a gosto pão ralado a gosto

salsa a gosto

óleo de semente a gosto sal e pimenta a gosto

Preparação

Lave bem a batata e cozinhe-a com a casca em água fervente com sal até ficar macia. Entretanto, retire a côdea das fatias de pão e deixe as migalhas de molho no leite. Depois de fervida a batata, descasque-a, corte-a em pedaços pequenos e coloque-a numa tigela grande. Junte as lentilhas já cozidas, misture os dois ingredientes com os dentes de um garfo e, quando obtiver com eles um puré bastante consistente mas homogéneo, junte o ovo sem casca e o pão ralado amassado. Sove a massa com as mãos por 23 minutos; Adicione também a salsinha picada, 2 colheres de sopa de pão ralado e o parmesão ralado. Tempero tudo com uma pitada de sal e assim por diante pitada de pimenta e continue trabalhando até obter uma mistura uniforme. Em seguida, divida-o em 16 pequenas pilhas e espalhe o máximo de almôndegas do mesmo tamanho; Coloque-os em uma bandeja coberta com papel de cozinha e deixe endurecer na geladeira por 30 minutos. Passado esse tempo, Tioral sai da geladeira e passa cada um na farinha de rosca, tomando cuidado para não deixá-los descobertos. Despeje bastante óleo de semente em uma panela grande e, assim que esquentar, mas ainda não a ponto de fumegar, acrescente as almôndegas e frite-as até que adquiram uma bela cor dourada em toda a superfície. Em seguida, escorra-os com uma escumadeira para que o óleo escorra, coloque-os sobre uma folha de papel absorvente e seque-os delicadamente com outra folha para retirar o excesso de gordura. Finalmente,

HÚMUS DE BETERRABA

Execução: fácil

Tempo necessário: 10 minutos

Preço baixo

Ingredientes para 4 pessoas:

300 g de beterraba vermelha pré-cozida

300 g de grão de bico pré-cozido

1 limão

60 g de molho de tahine

1/2 dente de alho

1 colher de chá de páprica em pó

1 colher de chá escassa de cominho em pó

6.070 g de azeite ou óleo de gergelim

cenouras cruas para decorar como desejar

sal a gosto

Preparação

Escorra o grão-de-bico da água de conservação, enxágue-o e escorra-o; Corte a beterraba pré-cozida em pedaços. Coloque os dois ingredientes no copo do liquidificador, acrescente o suco de limão filtrado, 1/2 dente de alho com casca, papal e cominho em pó e uma pitada de sal. Ligue a batedeira e bata tudo de forma intermitente, acrescentando o óleo aos poucos e eventualmente diluindo a mistura com um pouco de água somente se necessário, amolecendo até obter um creme encorpado e uniforme. Prepare numa tigela, decore, se quiser, com mistura fresca picada ou com gergelim torrado ou rodelas de cenoura crua, como eu faço para criar um contraste de cor agradável, e sirva na mesa.

CARPACCIO DE BACALHAU

Execução: fácil

Tempo necessário: 10 minutos

+ 4 horas de marinada

Preço baixo

Ingredientes para 4 pessoas:

Já é um filé de bacalhau

Desolado e abatido por 700 g

2 dentes de alho

2 limões

pimenta em grão a gosto

azeite extra virgem a gosto

Sal e pimenta a gosto

Preparação

Lave o filé de bacalhau, seque-o
cuidadosamente com papel de cozinha, retire
a pele e coloque-o sobre a tábua. Retire os
espinhos que sobraram na polpa, corte-os em
fatias finas na diagonal (como se faz ao fatiar
manualmente o presunto cru) com o auxílio
de uma faca bem afiada e, em seguida,
arrume-os em uma única camada em uma
assadeira grande e plana. Esprema os limões
e despeje o suco em uma tigela, acrescente
uma pitada de sal, alguns grãos de pimenta
amassada, os dentes e pedaços de alho
descascados e 2 copos de azeite virgem extra,

emulsionar tudo com os dentes de um garfo e irritar as postas de bacalhau com a marinada obtida. Cubra a assadeira com película aderente, transfira para o frigorífico e deixe marinar o bacalhau demasiado frio durante 45 horas, rodeando as postas 1 ou 2 vezes. Passado este tempo, escorra o carpaccio de bacalhau, coloque-o no prato de servir, tempere com um fio de azeite, pimenta moída na hora e, se quiser, com sumo de limão ou vinagre balsâmico, e sirva na mesa acompanhado de uma salada de legumes. a gosto ou com uma mistura de frutas cítricas e vegetais crus.

FLORES DE COURGETTE RECHEADAS COM ARROZ EMPANADA E FRITA

Execução: fácil

Tempo: 15 minutos

+20 minutos de cozimento

Preço baixo

Ingredientes para 4 pessoas:

12 flores de abobrinha (ou abóbora)

100 gramas de arroz

150 g de abobrinha, 1 cebola

30g de parmesão ralado

1 ovo grande ou 2 pequenos

pão ralado a gosto

azeite extra virgem a gosto

óleo de amendoim para fritar a gosto

Sal e pimenta a gosto

Preparação

Limpe as abobrinhas retirando as pontas, enxágue-as, seque-as bem, corte-as em juliana e reserve. Descasque a cebola, lave, seque, pique, transfira para uma frigideira grande e doure brevemente no azeite virgem extra. Quando a mistura ficar transparente, acrescente o arroz e toste, mexendo com uma colher de pau. Adicione as curgetes e cozinhe-as durante cerca de 2 minutos em lume brando. Em seguida, despeje a água quente aos poucos, esperando que seja absorvida pelo arroz antes de adicionar o restante. Cozinhe em fogo baixo por 10-15 minutos e, quando o arroz estiver al dente e seco, retire a panela do fogo, acrescente

O parmesão ralado, o sal e a pimenta misture tudo delicadamente e deixe esfriar. Entretanto, retire o pistilo amargo, as protuberâncias laterais e o caule da flor de abobrinha, tomando cuidado para não quebrá-los; Enxágue e seque com muito cuidado. Em seguida, alargue-os, recheie-os no centro com o arroz já frio, feche bem e mergulhe-os primeiro no ovo batido e depois na farinha de rosca. Frite-os em óleo de amendoim fervente abundante por 34 minutos e, quando dourarem, escorra-os com uma escumadeira e seque-os delicadamente com papel de cozinha para retirar o excesso de gordura. Sirva em seguida as suas apetitosas e crocantes flores de curgete recheadas com arroz e fritas para que possam ser consumidas bem quentes.

ROLINHOS PRIMAVERA COM CARNE DE CARANGUEJO, LEGUMES E SOJA

Ingredientes para 4 pessoas:

12 folhas grandes de macarrão

Dê a ele rolinhos primavera congelados

300 gramas de carne de caranguejo

na caixinha natural, 1 ovo fresco

80 gramas de aletria de soja

1 cebola, 1 dente de alho, 1 cenoura

250 gramas de repolho roxo

3 colheres de sopa de azeite extra virgem

50 gramas de amido de milho

1 colher de sopa de molho de soja

óleo de amendoim para fritar a gosto

Sal e pimenta a gosto

Preparação

Retire do congelador as folhas de massa folhada que vai precisar e deixe-as descongelar; Mergulhe os cogumelos Shiitake em água que desce a 40° durante 1 hora para os tornar macios e depois escorra-os bem e corte-os em fatias finas. Limpe os legumes, lave-os e seque-os bem; Corte a cenoura em juliana, corte em rodelas finas a couve roxa, retire a casca à cebola e ao alho e pique-os. Leve ao lume uma panela com um pouco de água e, quando começar a ferver, adicione o novelo inteiro de esparguete de soja sem o destruir, adicione o sal, desligue o lume, tape com a tampa, deixe-os na água a ferver durante cerca de 2 minutos; Em seguida, escorra-os, passe-os em água fria e reserve. Aqueça 2 colheres de sopa de azeite extra virgem na wok e adicione o caranguejo ao natural

a polpa e a cebola e o alho picados; Tempere
com sal e pimenta e doure brevemente por
cerca de 1 minuto antes de desligar o fogo.
Adicione a tigela de aletria cozida, legumes
pré-preparados, cogumelos, óleo restante e
molho de soja e misture bem. Abra as folhas
de massa de rolinho primavera na superfície
de trabalho, recheie-as com um pouco da
mistura de legumes e aletria, distribua a
carne de caranguejo por cima, dobre 2 lados
paralelos e enrole as folhas pelas laterais
dobradas e feche com a clara de ovo. .
Pincele a superfície dos rolinhos obtidos com
o ovo batido, mergulhe-os no amido de
milho, sacuda bem para retirar o excesso e
frite-os em bastante óleo de sementes
fervente. Em seguida, escorra-os em papel de
cozinha e corte cada rolo em 23 pedaços
antes de servi-los quentes.

SALMÃO FUMADO COM DILL SUECO

Ingredientes para 4 pessoas:

400 gramas de salmão

fatias defumadas

1 raminho de endro fresco

2 pepinos

4 colheres de sopa de mostarda

2 colheres de sopa de vinagre de maçã

2 colheres de chá de vinho branco seco

8 colheres de sopa de azeite extra virgem

4 fatias de pão de centeio

Sal e pimenta a gosto

Preparação

de salmão fumado com molho de endro sueco
Lave o endro fresco, seque-o muito bem e
pique-o, reservando 2 talos. Prepare o molho
Aneth como é usado nos países nórdicos:
emulsione numa tigela a erva aromática
picada, o vinagre de maçã e o vinho branco
seco, a mostarda e o azeite virgem extra e
tempere com sal e pimenta. Enxágue o
pepino, seque bem, corte em rodelas bem
finas, coloque em uma peneira sobre a pia e
deixe descansar por cerca de 20 minutos,
tempo necessário para espalhar a água
vegetal. Disponha as rodelas de peixe fumado
em 4 pratos individuais e decore-os com as
rodelas de pepino escorridas, os talos de
dândi picados grosseiramente guardados de
lado e o pão de centeio cortado em
triângulos. Por fim, o salmão com molho de
endro sueco é interligado e servido à mesa.

PIZZAS DE MARISCO COM AMIGOS E TOMATE

Dificuldade: média

Preparação: cerca de 25 minutos

Ingredientes para 4 pessoas:

800 gramas de massa de pão de pizza

1 quilo de amêijoas

3.032 colheres de sopa de purê de tomate

1 copo de vinho branco seco

6 colheres de sopa de azeite extra virgem

2 folhas de louro

6 raminhos de tomilho fresco

sal a gosto pimenta a gosto

Preparação

Escorra as amêijoas em água doce com um punhado de sal grosso durante 23 horas no

frigorífico; em seguida, escorra-os, enxágue-os e coloque-os em uma panela grande. Adicione 2 colheres de sopa de óleo EVO, 4 raminhos de tomilho (previamente lavados e secos), as folhas de louro, um grão de pimenta e deixe abrir em fogo alto. Enquanto as válvulas da casca começam a abrir, despeje a taça de vinho branco sobre ela e deixe evaporar a maior parte do teor alcoólico. Quando as amêijoas estiverem abertas: escorra-as, reserve a água da cozedura e deixe arrefecer. Pegue a massa de pão pronta, coloque-a sobre a tábua e divida em 18 pães: estenda 16 deles na superfície de trabalho com a ajuda de um rolo, dando a cada um deles um formato plano e oval. Disponha as pizzas obtidas no tabuleiro coberto com papel manteiga e a seguir estenda os 2 pães restantes, corte 32 tiras e arrume-as nas bordas das pizzas, dando-lhes o formato de uma onda.

Pré-aqueça o forno à temperatura máxima. Espalhe 2 colheres de sopa de purê de tomate em cada pizza, tempere com uma pitada de sal e um fiozinho de azeite virgem extra e, quando o forno estiver quente, insira o prato dentro, feche bem a porta e cozinhe as pizzas por aproximadamente 810 minutos. Entretanto, retire as cascas dos moluscos, deixando algumas inteiras para decoração, e, quando as pizzas estiverem prontas e fora do forno, distribua os mariscos uniformemente na sua superfície. Filtre cerca de 2 colheres de sopa da água da cozedura das amêijoas num passador, junte-as ao restante azeite e às restantes folhas frescas de tomilho picadas, misture cuidadosamente com uma colher de pau e deite o molho resultante sobre as pizzas. Cozinhe as pizzas marinadas com amêijoas em forno pré-aquecido a 220° durante cerca de 1 minuto e,

TORTILHAS COM PAPAIA E LEGUMES PICANTES DE VERÃO: DO CARIBE

Execução: fácil

Preparação: 20 minutos

+ 1/2 hora de descanso

Ingredientes para 6 pessoas:

1/2 mamão maduro

2 tomates firmes e maduros

1/2 pimentão amarelo

1/2 pimentão verde

1 cebola branca, 2 limões

2 pacotes de tortilhas prontas

1 pimenta, sal a gosto b

3 raminhos de hortelã fresca

Preparação

Enxágue os tomates, corte a casca em cruz, escalde-os por cerca de trinta segundos em água fervente, mergulhe-os brevemente em água fria, retire a casca, as sementes e o caroço; em seguida, corte-os em cubos, tempere com sal e reserve. Descasque a cebola, limpe, pique finamente, tempere com sal e polvilhe com o sumo espremido e filtrado de 1 lima. Retire a casca externa do mamão, retire as sementes internas e corte em cubos; corte também os pimentões em cubos após limpá-los, retirando o miolo, as sementes e a casca branca. Lave a hortelã, seque (umedeça cuidadosamente com papel de cozinha), parta em pedaços levante-o com as mãos e pique a pimenta bem fininha. Coloque todos os ingredientes em uma tigela grande, polvilhe com o suco do outro limão passado na peneira, salgue tudo e misture delicadamente com uma colher de pau. Transfira a tigela para a geladeira, cubra com filme plástico e deixe a mistura de mamão e vegetais picantes descansar por cerca de 30 minutos antes de servir, acompanhada das tortilhas, em pratos individuais.

PIMENTAS RECHEADAS DE VERÃO

Execução: fácil

Preparação: cerca de 30 minutos

Ingredientes para 6 pessoas:

6 pimentões frescos e duros;

6 anchovas salgadas;

1 colher de sopa de alcaparras salgadas;

1 punhado de azeitonas pretas sem caroço;

3 ovos;

34 tomates não muito maduros;

23 batatas

azeite extra virgem a gosto;

sal fino e pimenta branca a gosto

Preparação

de pimentão recheado de verão da mamãe
Lave os tomates, seque-os e corte-os em filés
ou pedaços pequenos. Ferva as batatas com
casca, retire a casca e corte-as em cubos.
Cozinhe os ovos em uma panela com água
fervente até ficarem bem cozidos; em
seguida, passe-os em água fria corrente,
retire a casca e corte-os em cubos. Limpe as
anchovas salgadas, corte-as em filés, passe-as
em água corrente e corte-as em pequenos
pedaços. Lave as alcaparras em água fria
corrente para retirar o sal, esprema-as
delicadamente, seque-as e reserve numa
tigela pequena.

Lave os pimentões, seque-os e leve ao forno para cozinhar até que a película externa fique dourada (esta etapa serve para retirar facilmente a casca dos pimentões e fazê-los parecer "sachês". Em seguida, retire o miolo, as sementes de dentro , e a casca queimada, lave e seque com cuidado, enxugando também o interior com papel de cozinha. Coloque todos os outros ingredientes em uma tigela grande, adicione algumas colheres de azeite virgem extra, adicione sal, tempere com pimenta branca, misture delicadamente. com uma colher de pau e deixe repousar 5 minutos, recheie os pimentos com a mistura, coloque-os num prato de servir, decore com salsa picada e sirva este saboroso prato de verão à temperatura ambiente ou ligeiramente frio.

RECEITAS
PRIMEIROS PRATOS

MASSA FRIA COM CREME DE ATUM E TOMATES

Execução: fácil

Tempo: 10 minutos +

20 minutos de resfriamento

Preço baixo

Ingredientes para 4 pessoas:

360 g de macarrão curto

250 g de atum em óleo

23 tomates, 1/2 limão

5 colheres de sopa de maionese

azeite extra virgem a gosto

Sal e pimenta a gosto

Preparação

Despeje bastante água fria em uma panela grande, aqueça e, assim que começar deixe ferver, acrescente o sal, acrescente o macarrão, misture e ferva por 1 minuto a menos que o tempo indicado na embalagem. Enquanto a massa cozinha, lave os tomates, escorra-os, seque-os, corte-os primeiro em rodelas e depois em cubos, coloque-os numa tigela, tempere com um fio de azeite virgem extra, sal, pimenta e, se desejar tipo, até um pouco de alho fresco ou seco. Depois de escorrer bem o atum, transfira-o para o copo do processador de alimentos, acrescente a maionese e o suco filtrado de 1/2 limão e bata tudo até obter um creme homogêneo. Quando o macarrão estiver cozido al dente, escorra, passe rapidamente sob o jato de água para interromper o cozimento e deixe esfriar mais rápido, coloque em uma saladeira com um fio de azeite para evitar que grude, misture e coloque na geladeira por cerca de 20 minutos.

MASSA COM BOTTARGA COM TOMATE FRESCO

Execução: fácil

Tempo: 5 minutos + 10

Custo médio

Ingredientes para 4 pessoas:

350g de penne

60 g de bottarga

450 g de tomates firmes e maduros

1 dente de alho

3 raminhos de manjericão fresco

azeite extra virgem a gosto

pimenta a gosto sal a gosto

Preparação

um pouco de penne com bottarga e tomate fresco, Como escaldar os tomates em água fervente para descascá-los facilmente Despeje bastante água em uma panela grande, tampe com a tampa, aqueça e, quando ferver, mergulhe os tomates e escalde-os por 1 minuto . Em seguida, escorra-os (sem jogar fora a água quente), passe-os em água corrente e retire a casca. Leve novamente à fervura a mesma água com que escaldou os tomates e, quando ferver novamente, acrescente sal e acrescente o macarrão. Entretanto, retire a casca ao dente de alho, transfira-o para uma frigideira, junte um fiozinho de azeite virgem extra e um pedacinho de malagueta sem sementes e frite brevemente em lume brando, mexendo de vez em quando com uma colher de pau. .

Corte os tomates ao meio, retire as sementes, corte-os em pedaços e, assim que o alho começar a cheirar e a adquirir uma cor ligeiramente dourada, coloque-os na frigideira juntamente com 1 colher de sopa de folhas de manjericão picadas grosseiramente com as mãos e cozinhe por aproximadamente 2 minutos. Quando o penne estiver cozido al dente, escorra-o, despeje na panela, acrescente a bottarga cortada em flocos finos (ou ralada) e refogue tudo, mexendo delicadamente e acrescentando um pouco de água do cozimento se necessário. Retire o dente de alho, polvilhe com o restante manjericão picado fora do fogo, mexa uma última vez para misturar bem o molho com o penne, coloque no prato e, por fim, sirva imediatamente a sua deliciosa massa com bottarga e tomate fresco.

LINGUINE COM PESTO DE NOZES, PINHÕES E HORTELÃ

Execução: muito fácil

Tempo: 5 minutos

+ 10 minutos de cozimento

Custo: baixo

Ingredientes para 4 pessoas:

360 g de linguine

110 g de nozes sem casca

30 g de pinhões sem casca e descascados

80 g de parmesão ralado

4 colheres de sopa de azeite extra virgem

hortelã fresca a gosto sal a gosto

Preparação

Linguine rápido com pesto de nozes e pinhões de hortelã Primeiro, coloque uma panela grande com bastante água no fogo.

Enquanto a água da cozedura da massa aquece, prepare o pesto de nozes e pinhão da seguinte forma: lave as folhas de hortelã e seque-as bem (mantendo algumas inteiras); coloque-os no copo do liquidificador junto com os grãos de nozes, os pinhões e os eventuais alhos descascados e picados; operar o aparelho; acrescente o azeite aos poucos e por último o parmesão ralado e uma pitada de sal. O molho está pronto: transfira para uma tigela e reserve. Quando a água ferver, acrescente sal e acrescente o macarrão, acrescentando um fio de azeite para evitar que grude. Escorra bem al dente, acrescente o molho e, se ficar muito grosso para o seu gosto, dilua em um pouco de água do cozimento do macarrão.

CREME DE ERVILHAS E CEBOLAS

Execução: fácil

Tempo: 10 minutos

+ 12 minutos de cozimento

Preço baixo

Ingredientes para 4 pessoas:

4 xícaras de ervilhas frescas sem casca

2 cebolinhas frescas

1 dente de alho

1/2 xícara de folhas frescas de estragão

3 de óleo EVO

1 1/2 litros de caldo de legumes

pistache torrado a gosto

Sal e pimenta a gosto

Preparação

**Bulbos e caules de cebolinha cortados em
rodelas Limpe as cebolinhas, retirando as
raízes da base e as folhas, mas não os caules
firmes e esverdeados presos aos bulbos; lave-
os em água corrente para retirar qualquer
resíduo de sujeira, seque-os e corte-os
primeiro ao meio no sentido do comprimento
e depois em rodelas. Numa panela grande
coloque o azeite virgem extra e leve ao fogo
baixo e, assim que começar a espumar,
acrescente as cebolinhas e o dente de alho
descascado. Cubra com a tampa e cozinhe
por cerca de dez minutos em fogo baixo,
mexendo sempre para evitar que os legumes
dourem ou, pior ainda, grudem no fundo (se
necessário, adicione um pouco de água
fervente). Assim que as cebolinhas ficarem
macias, coloque 1 litro de água fervente**

Despeje o caldo, aumente o fogo e, quando voltar a ferver, acrescente as ervilhas sem casca, tempere com o estragão, abaixe o fogo e continue cozinhando por 1012 minutos. Quando as ervilhas adquirirem uma consistência macia, bata tudo no liquidificador de imersão até obter um creme homogêneo com a densidade desejada. Tempere o creme de ervilha e cebolinha com sal e pimenta, aqueça um pouco, mantendo no fogo por mais alguns minutos. Se estiver muito líquido e precisar engrossar, transfira para tigelas individuais, decore com croutons torrados ou pistache torrados. e, por fim, sirva na mesa.

CREME DE ESPINAFRE LEVE

Execução: fácil

Tempo: 10 minutos

+15 minutos de cozimento

Preço baixo

Ingredientes para 4 pessoas:

1kg de espinafre;

1 dente de alho

2 colheres de chá de granulado

cubo de caldo de legumes + 2 para preparar

qualquer caldo de legumes

4 colheres de sopa de creme de cozinha

azeite extra virgem a gosto

Sal e pimenta a gosto

Preparação

Caso não utilize espinafre já lavado e
aparado em saco, limpe-o eliminando a parte
final com o auxílio de uma faca afiada, lave
bem com água fria para eliminar impurezas
e qualquer sujeira que fique entre os tufos,
lavando várias vezes se necessário . Feito
isso, coloque-os em uma peneira e deixe
escorrer. Retire a casca do dente de alho,
coloque-o numa panela grande, adicione um
fiozinho de óleo EVO e aqueça em fogo baixo
para evitar que o alho doure e dê um sabor
forte ao prato. Após 23 minutos, retire o
alho, acrescente o espinafre, a noz granulada
e 2 copos de água fervente, tampe e cozinhe
por cerca de quinze minutos. Em seguida,
desligue o fogo, transfira o espinafre com o
líquido do cozimento para o copo do
liquidificador e comece a bater de forma
intermitente.

Em seguida, adicione 4 colheres de sopa de creme de leite e continue batendo até obter uma sopa lisa e com a consistência desejada, acrescentando caldo de legumes quente se quiser mais fluido, depois tempere com pimenta moída na hora e experimente para ver se o caldo ficou saboroso o suficiente ou se você tiver que salgar. Divida o creme de espinafre em xícaras individuais, regue cada porção com um fio de azeite virgem extra cru e sirva este primeiro prato leve, mas saboroso, quente.

SOPA DE CAMARÃO, COGUMELO E ESPARGOS TAILANDÊS

Execução: fácil

Tempo: 15 minutos

+ 15 minutos de cozimento

Custo médio

Ingredientes para 4 pessoas:

12 camarões, 12 aspargos

4 cogumelos

1 dente de alho

1 limão não tratado

23 pimentões vermelhos

o tipo fresco e não picante

40 g de gengibre fresco

1 colher de chá de molho de soja

1 cubo de caldo de legumes

Preparação

um pouco de sopa de camarão, espargos e cogumelos segundo a receita tradicional tailandesa Primeiro é necessário limpar os camarões da seguinte forma: retirar a carapaça, mantendo o rabo preso; extrair o filé intestinal preto da parte dorsal e eliminá-lo; enxágue-os em água fria corrente e depois escorra-os. Retire a casca do gengibre, corte em fatias e reserve. Limpe os cogumelos, seque-os com um pano macio para retirar o pó e quaisquer outras impurezas presentes na sua superfície, corte-os em rodelas finas e polvilhe-os com uma pequena quantidade de suco de limão filtrado. Leve ao lume um tacho com 1 litro de água e, quando levantar fervura, junte o cubo de caldo de legumes, as raspas de limão, o alho descascado e o gengibre. Quando o cubo de caldo estiver completamente derretido, passe o caldo obtido por uma peneira para filtrá-lo, deixe alguns pedaços de gengibre e, se desejar, o alho, e transfira tudo para uma panela grande. Deixe levantar fervura e junte os espargos previamente lavados e cortados em cubos, os cogumelos e os pimentos cortados em tiras. Aguarde alguns minutos e depois adicione os camarões e cozinhe por cerca de 5 minutos. Tempere a sopa de camarão, espargos e cogumelos com o molho de soja e o restante sumo de limão, tempere, se quiser, com uma pitada de malagueta em pó, como se costuma fazer na Tailândia, e sirva de imediato.

CREME DE TOMATE ASSADO

Execução: fácil

Tempo: 10 minutos

+ 30 minutos de cozimento

Preço baixo

Ingredientes para 4 pessoas:

700 g de tomates firmes e maduros

1 pimenta vermelha (opcional)

1 cebola, 1 dente de alho

1 colher de sopa de vinagre balsâmico

azeite extra virgem a gosto

orégano a gosto

parmesão ralado a gosto

Sal e pimenta a gosto

Preparação

um pouco de creme de tomate assado Lave os tomates, seque-os e corte-os em 2 ou 4 pedaços; descasque a cebola e corte-a em rodelas. Retire o caule do pimentão, corte ao meio, retire as sementes e as costelas brancas internas e corte em camadas não muito finas. Disponha os legumes num tabuleiro sem sobrepor, junte o dente de alho descascado, tempere com azeite EVO, sal e pimenta, tempere com orégãos, leve ao forno e cozinhe tudo a 200° durante cerca de 30 minutos. Tomates assados no liquidificador, Assim que os legumes estiverem assados, transfira-os para o copo do liquidificador, acrescente o vinagre balsâmico e bata de forma intermitente, adicionando um pouco de água fervente de cada vez e na quantidade necessária para obter a consistência desejada, até obter um creme homogêneo. Divida o creme de tomate assado em tigelas individuais, adicione 1 colher de sopa de iogurte em cada uma se servir frio ou 1 colher de parmesão ralado se servir quente ou morno, tempere com um fio de azeite, polvilhe com mais se gostar de orégano e traga-o para a mesa.

SOPA ACONCHEGANTE VEGETARIANA E DIETÉTICA

Ingredientes para 4 pessoas:

2 talos de aipo

3 batatas médias

1 cebola

1 alho-poró

120 gramas de repolho

2 dentes de alho

1 cubo de caldo de legumes

1 ramo de manjericão

4 fatias de pão caseiro

azeite extra virgem a gosto

Sal e pimenta a gosto

Preparação

sopa vegetariana rápida da Córsega,
descasque os legumes, retire: a casca e as
pontas das cenouras; filamentos de aipo; a
parte verde do alho-poró; a casca das
batatas, cebola e alho. Em seguida, lave-os,
escorra-os e corte-os em pedaços pequenos,
reservando 1 dente de alho descascado e um
dente de alho inteiro. Corte o repolho
grosseiramente em pequenos pedaços ou
tiras, enxágue em água corrente e escorra
também. Aqueça 1 litro de água e dissolva o
cubo de caldo de legumes. Tempere todos os
vegetais com um fiozinho de óleo EVO em
uma panela alta por alguns minutos,
mexendo com uma colher de pau, depois
acrescente o caldo fervente e uma pitada de
sal.

Cozinhe tudo em fogo médio (se necessário, acrescente mais caldo) e, enquanto isso, torre as fatias de pão, esfregue-as com alho e coloque uma no fundo de cada tigela. Assim que os vegetais estiverem cozidos, experimente e ajuste o sal e a pimenta a seu gosto. Despeje a sopa sobre o pão em tigelas individuais, polvilhe com as folhas de manjericão lavadas, secas e picadas grosseiramente, adicione um fiozinho de azeite virgem extra e sirva bem quente.

SOPA DE CEBOLA FRANCESA

Ingredientes para 4 pessoas:

4 cebolas grandes (1 quilo)

100 gramas de gruyère

50 gramas de manteiga

40 gramas de farinha branca

1 litro de caldo de carne

1 folha de louro

1 copo de vinho branco seco

4 fatias de pão caseiro

Sal e pimenta a gosto

Preparação

de sopa de cebola branca gratinada segundo a receita francesa Prepare o caldo de carne em casa ou, se quiser usar menos tempo, faça.

com o cubo de caldo da seguinte forma: leve ao fogo uma panela com 1 litro de água; adicione a carne aos cubos assim que começar a ferver; abaixe o fogo e continue cozinhando até que o cubo de concentrado esteja completamente dissolvido. As cebolas devem ser cortadas em rodelas finas para fazer a sopa. Limpe as cebolas, lave-as, seque-as, corte-as em rodelas finas, coloque-as numa caçarola e cozinhe-as na manteiga em lume brando durante cerca de quinze minutos, mexendo sempre com uma colher de pau e molhando-as com metade da clara. vinho. Como dourar a cebola para a sopa Quando a cebola estiver "suada" e ficar transparente e levemente loira sem ter ficado escura em nenhum lugar, polvilhe-a com a farinha peneirada, misture delicadamente por alguns minutos para incorporar bem e misture com o vinho restante.

de caldo e cozinhe por cerca de 3040 minutos em fogo baixo, acrescentando aos poucos o restante do caldo para não engrossar muito, antes de salgar e apimentar o creme de cebola obtido. Entretanto, aqueça o forno a 200°, corte o pão caseiro em 4 fatias, leve ao forno e toste-os, tomando cuidado para não queimá-los; Passe o queijo Gruyère na lateral com os furos maiores e reserve. Corte cada fatia de pão em 2 partes e arrume 1 no fundo de 4 assadeiras pequenas individuais, despeje sobre 2 conchas de sopa de cebola branca e polvilhe com o ralado. Queijo Gruyère. Faça uma camada igual com a fatia restante, mais caldo e mais queijo, e tempere com pimenta moída na hora antes de transferir os pratos para o forno quente e gratinar a 200° por alguns minutos até o queijo derreter completamente e adquirir uma cor dourada. . Sirva a sopa fumegante à l'oignon na mesa.

ESPAGUETE COM RANCETTO

Execução: fácil

Tempo: 10 minutos

+ 20 minutos de cozimento

Preço baixo

Ingredientes para 4 pessoas:

400 g de espaguete

1 fatia de 200 g de bacon

40 g de pecorino ralado

1 cebola branca

600 g de tomate pelado

1 raminho de manjerona

azeite extra virgem a gosto

pimenta preta a gosto sal a gosto

Preparação

Primeiro corte o bacon em pedaços iguais e limpe a cebola, lave, seque e pique finamente. Numa frigideira deite 1 fio de azeite virgem extra, junte os pedaços de bacon e doure-os em lume brando durante 5 minutos, mexendo de vez em quando com uma colher de pau. Enquanto isso, leve ao fogo uma panela com bastante água para cozinhar o macarrão. Quando os cubos de bacon estiverem dourados na superfície, retire-os da panela e tempere a cebola picada com a gordura por eles liberada em fogo médio. Assim que a cebola estiver dourada junte os tomates picados, tampe e continue cozinhando por cerca de dez minutos antes de retirar a panela do fogo e adicionar a manjerona picada, o sal,

e pimenta moída na hora. A água da panela
vai começar a ferver, acrescente sal,
acrescente o macarrão e ferva até ficar al
dente. Em seguida, escorra, despeje na
panela que contém o molho, acrescente o
bacon e misture tudo bem, acrescentando um
pouco da água do cozimento se necessário.
Em seguida, desligue o fogo, polvilhe
generosamente com o pecorino ralado,
misture novamente, divida o espaguete com o
rancetto em pratos individuais, regue cada
um com um fio de azeite cru e sirva bem
quente.

ESPAGUETE DE PEPINO COM TOMATES, MANJERICÃO E AZEITONAS

Dificuldade: fácil 35 minutos

ingredientes

Para 4 pessoas

1,5 kg de pepino

400 g de tomate cereja

60 g de azeitonas pretas sem caroço

1 colher de sopa de cebolinha picada

10 folhas de manjericão

1 pedaço de pimenta fresca

2 colheres de sopa de azeite extra virgem

2 colheres de sopa de vinagre de maçã

Sal, pimenta, orégano

Preparação

Descasque os pepinos ou deixe a casca se não for muito grossa e corte-os em espaguete com a ferramenta adequada. Na falta deste último, use um descascador de batatas para dividi-las primeiro em muitas fitas finas e depois em tagliatelle (neste caso descarte a parte mais aquosa com as sementes). Tempere os pepinos com vinagre e uma pitada de sal, misture bem e deixe marinar na geladeira por pelo menos 20 minutos. Corte os tomates cereja em pedaços pequenos, depois pique o manjericão e a pimenta malagueta com uma faca, ajustando a quantidade de acordo com o gosto pessoal. Tempere os tomates com manjericão e pimenta malagueta picados, cebolinha e azeitonas picadas, sal, pimenta e orégano. Escorra o espaguete de pepino (ou tagliatelle) e esprema-o delicadamente. Em uma saladeira,

TAGLIATELLE COM BROCCOLETTI E CREME DE NOZES COM OVOS POCHÈ

Dificuldade: fácil

Tempo 5 minutos +15 minutos

ingredientes

Para 4 pessoas

300 g de macarrão com ovo seco

4 ovos

300 g de brócolis

12 miolo de nozes

3 colheres de sopa de parmesão ralado

Meio limão

azeite extra virgem

Sal e pimenta

Preparação

Mergulhe as florzinhas em uma panela grande com água fervente com sal. Em seguida, ferva-os por cerca de 8 minutos ou até ficarem macios. Escorra-os com uma escumadeira, reservando a água, e deixe esfriar. Reserve algumas florzinhas para decorar e misture o restante com o suco e as raspas de meio limão, 23 colheres de azeite, sal, pimenta, nozes e parmesão. Aos poucos, despeje água suficiente até obter a consistência de um pesto cremoso. Despeje o tagliatelle na água fervente com as florzinhas. Ao mesmo tempo, prepare os ovos escalfados, um de cada vez. Quebre o primeiro em uma tigela pequena e despeje em uma panela com água fervente levemente salgada depois de criar um pequeno vórtice no centro. Cozinhe até que a clara do ovo fique firme ao redor da gema (cerca de 2 minutos) que permanecerá macio. Escorra delicadamente com uma escumadeira em um prato. Prossiga com os ovos restantes. Em uma tigela, dissolva o creme com um pouco da água do cozimento do macarrão. Em seguida, escorra o tagliatelle, mexendo vigorosamente para temperá-los uniformemente. Distribua a massa em pratos e decore com as florzinhas reservadas. Coloque um ovo no centro, pegando-o delicadamente com uma colher, e tempere com uma pitada de sal e pimenta. Complete com um fio de azeite, uma pitada de parmesão e sirva.

TRIGO SUCRO COM LEGUMES E CASTANHAS COM CREME DE REPOLHO ROXO

Dificuldade: fácil 30 minutos

ingredientes

Para 4 pessoas

200 g de grãos de trigo sarraceno

500g de repolho roxo

400 g de brócolis

300 g de polpa de abóbora

12 castanhas, 8 nozes

2 pimentões, 2 folhas de louro

1 colher de chá de alecrim

1 pimenta malagueta, sal

azeite extra virgem

Preparação

Corte as castanhas e ferva-as em bastante água com a folha de louro durante 2025 minutos. Em seguida, descasque-os e corte-os em pedaços. Torre delicadamente o trigo sarraceno por 23 minutos em uma panela de fundo grosso, despeje meio litro de água quente e deixe ferver. Adicione sal e tampe parcialmente a panela e cozinhe por 15 minutos em fogo baixo. Retire do fogo e deixe descansar por 510 minutos. Frite os pimentões em 4 colheres de sopa de óleo bem quente por 510 segundos no máximo, até ficarem crocantes, mas cuidado para não queimá-los. Escorra-os do óleo e, depois de frios, divida-os em pequenos pedaços. Corte a abóbora em cubos e tempere com o alecrim, 2 colheres de sopa de óleo de pimenta e um pouco de sal.

Espalhe em uma assadeira forrada com papel manteiga e leve ao forno a 180°C por 15 minutos. Divida os brócolis em floretes e cozinhe-os no vapor por cerca de 10 minutos. Pique a couve grosseiramente e tempere com o restante azeite dos pimentos, uma pitada de sal e a malagueta. Cozinhe em uma panela por 1520 minutos, despejando um pouco de água. Misture até obter um creme. Misture o trigo sarraceno com as castanhas, os brócolos, a abóbora, os pimentos e as nozes picadas, disponha em forma de donut nos pratos e coloque as natas no centro.

MALTAGLIATI COM ALHO-PORÓ E DE COGUMELOS E MOLHO AVELÃS

Dificuldade: fácil

Tempo 60 minutos +35 minutos

ingredientes

Para 4 pessoas

400 g de sêmola de trigo duro remoída

400 g de alho-poró, 300 g de cogumelos mistos

40 g de avelãs, 1 dente de alho

1 punhado de salsa

1 pimenta seca, 25 g de manteiga

40g de parmesão ralado

azeite extra virgem

Sal, pimenta, páprica

Preparação

Descasque o alho-poró, reserve 2 cm da parte mais branca e corte o restante em rodelas finas. Aqueça 2 colheres de sopa de óleo em uma panela, acrescente o alho-poró e cozinhe em fogo médio por 10 minutos. Em seguida, misture com 150 ml de água até obter um creme homogêneo. Misture meia colher de chá de sal com a semolina e arrume-a num monte sobre uma tábua de pastelaria. Despeje o alho-poró batido no centro e amasse vigorosamente até obter uma massa compacta e elástica, acrescentando mais água ou sêmola se necessário. Forme uma bola, cubra e deixe descansar por cerca de uma hora. Prepare o molho. Pique finamente o alho e o alho-poró reservados e doure-os delicadamente em uma frigideira com 2 colheres de sopa de azeite e a pimenta malagueta inteira.

Neste ponto adicione as avelãs picadas grosseiramente e a salsa picada. Cozinhe por alguns minutos e retire a pimenta. Adicione os cogumelos limpos e cortados em cubos. Refogue em fogo alto por 45 minutos e depois misture com o Marsala. Continue por 15 minutos, adicionando sal e pimenta no final. Abra a massa, sobre uma superfície polvilhada com mais sêmola, em folhas com cerca de 2 mm de espessura. Com a roda serrilhada, corte losangos com alguns dedos de largura, colocando-os aos poucos em uma bandeja de papelão ou em um pano levemente polvilhado com sêmola. Ferva o maltagliati por 2 minutos em bastante água e sal, mexendo sempre para evitar que grudem. Escorra e deixe temperar por alguns minutos na panela com os cogumelos, acrescentando a manteiga fria da geladeira e o parmesão para misturar tudo.

NHOQUE DE PISTACHE COM MOLHO DE ABÓBORA

Tempo 10 minutos

Dificuldade: Média

ingredientes

Para 6 pessoas

1,3 kg de batata de polpa branca

300 g de farinha de trigo mole tipo 00

noz-moscada

Sal, óleo

250g de abóbora

150 g de pistache

80 g de scamorza

1 alho-poró, 1 colher de sopa de salsa

0,5 dentes de alho

Preparação

Proceda como no nhoque tradicional e prepare a massa. Quando estiver pronto, misture o pistache batido e a salsinha picada com o alho. Descasque e corte em rodelas finas o alho-poró, doure por 10 minutos junto com 4 colheres de azeite, acrescente a abóbora aos cubos, sal, tampe e continue cozinhando por 1520 minutos em fogo médio-baixo. Bata, diluindo com algumas colheres de água quente até obter um molho bastante fluido. Ferva os nhoques, escorra-os, coloque-os em pratos e cubra-os com o molho e a scamorza ralada grosseiramente.

TAGLIOLINI DE CASTANHA COM ALHO-PORRO EM VINHO TINTO E AMÊNDOAS

Dificuldade: Fácil

30 minutos + 25 minutos

ingredientes

Para 4 pessoas

200g de farinha

50 g de farinha de castanha

2 ovos, 4 alho-poró

60g Amêndoas

1 colher de chá de salsa picada

1 raminho de alecrim

400ml de vinho tinto

Azeite virgem extra, pimenta, sal

Preparação

Misture a farinha branca com a farinha de castanhas, depois arrume-as numa cova e amasse bastante tempo juntamente com uma pitada de sal, pimenta moída, os ovos e a água necessária para obter uma massa lisa. Cubra e deixe descansar por uma hora. Pique finamente as agulhas de alecrim junto com um terço das amêndoas e misture imediatamente com 45 colheres de sopa de óleo. Corte o alho-poró o mais fino possível, tempere-o com uma pitada de sal e o óleo de alecrim e doure-o numa frigideira tampada por 15 minutos em fogo médio-baixo. Após este tempo, despeje o vinho, aumente o fogo e deixe reduzir para um terço da dose inicial.

Torre as amêndoas restantes em fogo baixo em uma panela por 5 minutos, mexendo sempre. Deixe esfriar e pique. Abra a massa até uma altura de cerca de 4 mm e corte o tagliolini. Ferva por 23 minutos em bastante água e sal, escorra enquanto não estiverem muito secos e transfira para a panela com o alho-poró, salteando por alguns segundos em fogo alto. Por fim adicione a salsa e as amêndoas, misture e sirva.

TAGLIOLINI DE OVO COM RAGU DE LENTILHA E COGUMELOS PORCINI

Dificuldade: Fácil

Tempo 10 minutos + 20 minutos

ingredientes

Para 4 pessoas

250 g de lentilhas secas, cozidas

220 g de cortadores de massa fresca

200 g de tomate em purê

2 cogumelos porcini

20 g de cogumelos porcini secos

4 colheres de chá de parmesão ralado

1 pedaço de aipo

1 cenoura, 0,5 cebola

1 raminho de alecrim

Azeite virgem extra

Sal e pimenta

Preparação

Mergulhe os cogumelos secos em 130 ml de água quente durante cerca de dez minutos. Corte a cenoura, o aipo e a cebola em cubinhos e doure-os numa frigideira com 2 colheres de azeite junto com o alecrim. Neste ponto adicione os cogumelos embebidos bem espremidos, filtre a água de molho e use cerca de metade para misturar os legumes. Limpe os cogumelos porcini frescos, corte-os em fatias e coloque-os na frigideira com os legumes; deixe aromatizar por 5 minutos e depois misture com o restante

a água da imersão dos cogumelos secos.
Adicione as lentilhas e depois de um tempo o
purê de tomate. Adicione sal e pimenta e leve
ao fogo alto por 15 minutos, mexendo de vez
em quando. Ferva o tagliolini em bastante
água levemente salgada por cerca de 4
minutos. Escorra (reserve um pouco de água
caso precise para deixar tudo mais macio),
depois tempere com o molho de lentilha e um
fio de azeite. Distribua-os em pratos e
complete com parmesão.

PIZZAS DE PÃO COM ALHO-PORRO, BRIE E AVELÃS

Dificuldade: fácil

Tempo 20 minutos +30 minutos

ingredientes

Para 6 pessoas

350g de pão amanhecido

3 alho-poró

200g de brie

50 g de avelãs torradas

6 raminhos de tomilho

azeite extra virgem

Sal e pimenta

Preparação

Rasgue o pão em uma tigela com as mãos ou com uma faca, dependendo da dureza. À parte, emulsione 200 ml de água com 50 ml de óleo e coloque-os aos poucos na tigela, amassando e esfarelando o pão. Depois de incorporada toda a emulsão, trabalhe mais alguns segundos, sempre partindo o pão em pedaços, até que a mistura fique com o formato de uma massa grossa. Deixe descansar por 10 minutos. Corte o alho-poró em rodelas com cerca de um centímetro de espessura e cozinhe em fogo médio-baixo em uma panela com 23 colheres de sopa de óleo por 10 minutos. A meio da cozedura junte um pouco de sal, pimenta e as folhas de 3 raminhos de tomilho. Retire do fogo e misture metade do alho-poró, reservando o restante.

Pincele uma forma de 24x28 cm com uma ou duas colheres de óleo e distribua a mistura por dentro, compactando muito bem com as mãos, sem deixar espaços. Adicione o creme de alho-poró, espalhando também nas bordas, depois arrume o restante do alho-poró, e um pouquinho de brie (cortando o restante em rodelas para decorar), e complete com um fio de azeite. Asse a pizza a 180°C por cerca de 15 minutos. Após este tempo, adicione as avelãs picadas e as folhas dos restantes raminhos de tomilho. Em seguida, leve a assadeira para a parte mais baixa do forno, em contato direto: assim ficará mais crocante. Retire após cerca de 5 minutos, decore com as fatias de queijo brie e sirva quente.

TAGLIOLINI DE AÇAFRÃO EM CREME DE ALHO FRESCO E PORCINI

Dificuldade: média

Tempo 45 minutos + 30 minutos

ingredientes

Para 4 pessoas

200 g de farinha 0

100 g de sêmola de trigo duro

3 ovos, 400 g de cogumelos porcini

120 g de batata de polpa branca

2 alhos-porós, 1 dente de alho

1 raminho de alecrim

1 saqueta de açafrão, 100 ml de leite, sal

azeite extra virgem

Preparação

Misture a farinha com a sêmola e uma pitada de sal e forme a clássica fonte na tábua de massa. Despeje no centro os ovos já batidos com o açafrão e vá acrescentando aos poucos a água necessária até obter uma massa macia para cobrir e deixe descansar por 30 minutos. Pique o alho junto com as agulhas de alecrim. Em seguida, limpe os cogumelos porcini e corte-os em fatias finas. Numa frigideira, doure brevemente o alho picado com 23 colheres de azeite e acrescente os cogumelos, salgue-os, cubra-os com a tampa e cozinhe por 10 minutos em fogo médio. Após este tempo, escorra os cogumelos da frigideira, fortaleça o fundo com um fio de azeite e doure o alho-poró em rodelas finas em fogo médio-baixo por cerca de dez minutos.

Descasque e corte as batatas em cubos, ferva-as em água e sal por 5 minutos, escorra-as com uma escumadeira (reserve a água) diretamente no alho-poró frito junto com um terço dos cogumelos salteados. Continue por mais 5 minutos e misture tudo com o leite necessário para obter um molho cremoso. Por fim verifique o sal. Abra a massa com uma espessura de 34 mm e depois corte o tagliolini. Ferva-os em água fervente de batata e escorra-os não muito secos para uma tigela, temperando imediatamente com um fio de azeite. Distribua a massa pelos pratos, coloque o molho no centro e coloque por cima os restantes cogumelos salteados, eventualmente decorando com pistilos de açafrão.

NHOQUE DE RICOTA E BETERRABA ROSA COM SÁLVIA

Dificuldade: Fácil

Tempo 25 minutos + 10 minutos

Para 4 pessoas

ingredientes

125g de farinha branca

80 g de pão ralado

2 ovos, 350 g de ricota

2 colheres de sopa de parmesão ralado

60 g de beterraba vermelha, cozida

20 folhas de sálvia

1 colher de sopa de sementes de papoula

Azeite virgem extra

Sal e pimenta

Preparação

Bata os ovos com um pouco de sal e pimenta, o pão ralado e a beterraba batida e batida; acrescente a ricota e, após amassar, acrescente a farinha e o parmesão até formar uma massa macia e seca (se ainda estiver muito mole, acrescente mais farinha). Pegue uma massa de cada vez com as mãos enfarinhadas e corte-a em pequenos bolinhos redondos para colocar em uma bandeja enfarinhada. Torre as sementes de papoula em uma frigideira por 23 minutos, reserve e na mesma frigideira aqueça 45 colheres de sopa de óleo em fogo baixo por 23 minutos com as folhas de sálvia. Ferva o nhoque em bastante água com sal por cerca de 5 minutos, escorra. Coloque-os com uma escumadeira diretamente na panela com o azeite e deixe temperar um pouco, completando com as sementes de papoula.

SALADA DE CEVADA E FEIJÃO BORLOTTI COM MOLHO DE IOGURTE

Dificuldade: fácil

Tempo 20 minutos + 30 minutos

Ingredientes para 4 pessoas

250 g de cevadinha

200 g de feijão borlotti cozido

150 g de tomate cereja, 10 castanhas de caju

4 nozes, 20 g de pinhões

1 ramo de salsa

Sal, para o molho

125 g de iogurte desnatado

10 talos de cebolinha

azeite extra virgem

páprica doce, sal

Preparação

Lave bem a cevada em água corrente e cozinhe-a em bastante água levemente salgada por cerca de 30 minutos. Depois de pronto, escorra e espalhe em uma bandeja para esfriar. Corte os tomates cereja em 4 fatias; em seguida, torre os pinhões em uma frigideira sem gordura por 34 minutos em fogo baixo. Por fim, pique grosseiramente as nozes e as castanhas de caju. É hora de preparar o molho misturando o iogurte com a cebolinha picada, 2 colheres de azeite, uma pitada de páprica e sal. Agora componha o prato combinando numa tigela a cevada, o feijão, as castanhas de caju e nozes picadas, os pinhões, o tomate cereja e a salsa picada grosseiramente, incluindo os talos. Basta misturar o molho e a salada está pronta para ser degustada.

BORBOLETAS COM PIMENTAS PERFUME DE TOMILHO

Dificuldade: Fácil

Tempo 20 minutos +30 minutos

ingredientes

Para 4 pessoas

320 g de macarrão farfalle

2 pimentões vermelhos

200 gramas de abobrinha

200g de ricota

100ml de Leite

4 cebolinhas

1 ramo de tomilho

Azeite, pimenta, sal

Preparação

Descasque as cebolinhas, guarde a maior parte das folhas verdes e corte-as em rodelas finas. Retire o caule e as sementes dos pimentões e corte-os em cubos. Corte as abobrinhas em cubos um pouco maiores. Frite as cebolinhas em 34 colheres de sopa de óleo por 10 minutos em uma panela grande em fogo médio-baixo. Adicione os pimentões e as abobrinhas, adicione sal, tampe, abaixe o fogo e continue cozinhando por mais 15 minutos. Enquanto isso, descasque o tomilho e coloque no liquidificador junto com a ricota, o leite, a pimenta moída e um pouco de sal. Misture tudo até obter um molho perfumado e homogêneo. Adicione o molho aos legumes, cozinhe por mais um minuto e adicione sal se necessário. Ferva o farfalle al dente, escorra ainda não muito seco, coloque na frigideira com os legumes e sirva imediatamente.

ESPAGUETE COM FEIJÃO VERDE, MANJERICÃO E PIMENTA

Dificuldade: fácil

Tempo 10 minutos 15 minutos

ingredientes

Para 4 pessoas

Espaguete 320g

500 g de feijão verde

1 cacho de manjericão

1 limão, sal, 1 dente de alho

azeite extra virgem

Flocos de pimenta seca

Preparação

Pique o alho finamente e doure-o em fogo bem baixo em uma panela grande (onde quiser).

depois refogue o macarrão) com 45 colheres de sopa de azeite e uma pitada de pimenta malagueta. Retire a panela do fogo e reserve. Leve uma panela com água levemente salgada para ferver e acrescente o macarrão e o feijão verde, já descascados e cortados em 2 partes. Cozinhe por cerca de 2 minutos a menos que o tempo indicado na embalagem do espaguete. Leve novamente a panela com o alho ao fogo e despeje uma concha da água do macarrão. Escorra o espaguete com o feijão verde (reservando um copo cheio da água do cozimento) e transfira para a panela. Em seguida, cozinhe-os, acrescentando um pouco da água, quando a anterior for absorvida, para unir o macarrão ao molho. Adicione também o manjericão picado grosseiramente e um pouco de suco de limão. Complete o espaguete, longe do fogo, com uma generosa ralada de raspas de limão, um fio de azeite,

PEQUENOS TIMBALES QUENTES COM BERINGELA E AZEITONAS

Dificuldade: Fácil

Tempo 60 minutos 40 minutos

ingredientes

Para 4 pessoas

250 g de macarrão Ditalini rigati

500g de tomate cereja

3 berinjelas

100 g de azeitonas, 40 g de pecorino

2 colheres de sopa de pinhões

1 chalota, 1 pimenta malagueta

Manjericão, óleo, sal

Pimenta em pó

Preparação

Corte as beringelas em rodelas de meio centímetro de espessura, no sentido do comprimento, e cozinhe-as durante 67 minutos numa grelha ou numa frigideira untada, virando-as apenas uma vez. Pique a cebola finamente e doure delicadamente em 4 colheres de sopa de óleo. Adicione a pimenta malagueta, o tomate fatiado, o sal, tampe e cozinhe por cerca de um quarto de hora. Por fim retire a pimenta. Passe o molho obtido por uma peneira, despeje novamente na panela e cozinhe por 5 minutos para engrossar. Adicione o manjericão picado, a maior parte das azeitonas sem caroço e picadas (reserve uma dúzia) e os pinhões previamente torrados numa caçarola.

Por fim verifique o sal. Ferva o macarrão em bastante água e sal, escorra al dente e pare de cozinhar com um pouco de água fria, tempere com o molho e o queijo pecorino esfarelado. Cubra 4 tigelas pequenas de 10 cm de diâmetro com filme plástico e unte levemente; cubra-os com as rodelas de beringela, recheie-os com a massa e feche com as restantes rodelas de beringela. Selar cada um com película aderente e deixar repousar 20/30 minutos.

PENNETTE ESPELTA COM PARMESÃO E RATATUJA

Dificuldade: Fácil

Tempo 25 minutos + 30 minutos

ingredientes

Para 4 pessoas

300 g de penne de espelta

2 batatas, 2 cenouras

4 abobrinhas, 1 cebolinha

1 dente de alho, 4 tomates cobre

1 punhado de manjericão, 1 colher de sopa de salsa

4 colheres de sopa de azeite extra virgem

1 pitada de pimenta em pó

40 g de parmesão, sal

Preparação

Depois de lavá-las e limpá-las, corte as cenouras, as batatas e as abobrinhas em cubos do mesmo tamanho. Mantenha-os separados. Numa frigideira antiaderente aqueça duas colheres de sopa de azeite e doure o alho descascado e picado e a cebolinha. Adicione a salsa picada, as cenouras e as batatas, tampe e cozinhe por cerca de 78 minutos em fogo baixo, depois adicione as abobrinhas e continue cozinhando por mais 1215 minutos. Adicione sal de acordo com seu gosto. Escalde os tomates em um pouco de água fervente. Descasque-os, deixe esfriar e corte-os em cubos do mesmo tamanho que cortou os demais vegetais.

Junte-os ao resto dos vegetais antes de desligar, tempere com sal e acrescente o manjericão picado com as mãos. Cozinhe o macarrão, escorra al dente e despeje na panela junto com os legumes, aos quais adicionará também algumas colheres da água do cozimento. Complete com um fiozinho de azeite virgem extra e doure em fogo alto em uma frigideira grande antiaderente por 2 minutos. Sirva quente, polvilhado com flocos de parmesão de meia idade e uma pitada de pimenta malagueta, ajustando ao seu gosto.

ESPAGUETE COM TOMATE DUPLO COM MANJERICÃO

Dificuldade: fácil

Tempo 25 minutos

ingredientes

Para 4 pessoas

280g de espaguete

350 gramas de tomate

15 tomates cereja

4 colheres de sopa de pão ralado

2 colheres de sopa de parmesão ralado

1 colher de chá de alcaparras

1 dente de alho

10 folhas de salsa

Sal de manjericão

azeite extra virgem

Preparação

Prepare o recheio cortando finamente meio dente de alho, as alcaparras, a salsa e 2 folhas de manjericão, misture o pão ralado, o parmesão e um pouco de sal. Corte os tomates cereja ao meio, retire as sementes e coloque-os numa assadeira com o lado cortado voltado para cima. Recheie-os com o recheio, regue com um fio de azeite e leve ao forno a 180°C durante 1015 minutos ou até dourar. Aqueça 2 colheres de sopa de azeite numa panela grande e adicione o meio dente de alho restante, a cereja. tomate coração de boi cortado em cubos, salgue levemente e refogue em fogo alto por 2 minutos.

Retire do fogo e misture 3 folhas de manjericão picadas. Deixe seu sabor. Ferva o espaguete al dente, escorra e despeje na panela com os tomates picados retirados do alho, refogue por um a dois minutos, deixando dar um bom sabor, depois distribua nos pratos. Complete o prato com tomate cereja gratinado, algumas folhas de manjericão picadas e possivelmente mais parmesão a gosto. O espaguete assim temperado fica excelente servido quente ou morno.

NHOQUE DE BATATA COM ERVILHAS E LEGUMES DE MANJERICÃO

Dificuldade: fácil

Tempo 10 minutos + 25 minutos

ingredientes

Para 4 pessoas

800 g de nhoque de batata

300 g de ervilhas frescas sem casca

3 abobrinhas, 2 cebolinhas

30 g de amêndoas com casca

1 dente de alho

1 ramo de manjericão, 1 limão

azeite extra virgem

Pimenta seca, sal e pimenta

Preparação

Corte as cebolinhas em fatias finas, incluindo parte da parte verde. Pique o alho finamente. Coloque os dois para refogar em uma panela com 2 colheres de óleo em fogo bem baixo, sem deixar dourar; se necessário, adicione um pouco de água. Depois de murchas, misture as ervilhas com as ervas e cozinhe por 12 minutos, acrescentando um pouco de água de vez em quando se necessário. Descasque as abobrinhas, divida-as ao meio no sentido do comprimento e corte-as em fatias bem finas. Em seguida, adicione-as às ervilhas e continue cozinhando por mais 5 minutos. Por fim, tempere com sal e pimenta e acrescente as folhas de manjericão picadas. Saia do fogo.

Torre as amêndoas numa frigideira em fogo baixo. Depois de esfriar, pique-os o mais fino possível. Corte muitas tiras finas das raspas de limão. Mergulhe os nhoques em água fervente levemente salgada e escorra-os com uma escumadeira (guarde a água do cozimento) quando vierem à superfície, transferindo-os para a panela com as ervilhas. Refogue os nhoques em fogo alto com o molho por cerca de um minuto, despejando uma concha de água até formar um molho cremoso e envolvente. Disponha os nhoques em pratos e complete com raspas de limão, uma pitada de pimenta malagueta e uma pitada de amêndoas picadas.

LASANHA DE ESPARGOS

Dificuldade: média

Tempo 60 minutos + 45 minutos

ingredientes

Para 6 pessoas

Para macarrão

300 g de farinha 0

8 aspargos

3 ovos, sal

Para o recheio

1 kg de aspargos,

150g de parmesão

2 chalotas, 40 g de pinhões,

Sal e pimenta

Preparação

Misture a farinha com os ovos e uma pitada de sal até obter uma massa bem lisa e compacta mas ainda macia. Cubra com um pano e deixe descansar por pelo menos 30 minutos. Limpe os aspargos para a massa e corte-os em fatias finas no sentido do comprimento com um descascador de batatas. Abra as fatias e cubra-as para evitar que enrolem. Retire as partes mais duras dos espargos para o recheio e corte-os em rodelas. Doure a chalota picada com 2 colheres de sopa de óleo por 5 minutos, depois adicione os aspargos e toste-os rapidamente. Sal e pimenta e a seguir adicione os pinhões e meio copo de água. Cubra com uma tampa e cozinhe por cerca de 10 minutos. Por fim, bata um terço dos vegetais para obter um creme.

Abra a massa finamente com a ferramenta adequada e corte-a em retângulos de aproximadamente 14x10 cm. Coloque 3 fatias de espargos no centro de 2 retângulos de massa folhada sobrepostos e passe-os pela máquina para selar muito bem. Repita a operação para todas as folhas. Espalhe um fiozinho de creme de aspargos no fundo de uma forma de 25 x 32 cm, depois arrume uma camada de massa folhada, um pouco de creme e um pouco de aspargos cozidos no vapor e polvilhe com parmesão ralado. Repita a operação e finalize com os aspargos refogados e bastante parmesão. Asse a lasanha a 180°C por cerca de 25 minutos.

ALCACHOFRAS RECHEADAS DE FORNO MEDITERRÂNEO

Dificuldade: fácil

Tempo 15 minutos + 25 minutos

ingredientes

Para 4 pessoas

4 alcachofras

2 fatias de pão

2 colheres de sopa de parmesão ralado

1 limão

1 dente de alho

10 raminhos de salsa

1 colher de sopa de alcaparras

meio copo de vinho branco seco

azeite extra virgem

Sal grosso, sal fino, pimenta

Preparação

Numa panela leve a água para ferver com o vinho branco e uma pitada de sal grosso. Limpe as alcachofras, retire as folhas mais duras e o caule, depois corte-as na base para que fiquem na vertical. Limpe o fundo das alcachofras e a parte tenra dos caules com uma faca pequena e depois esfregue-as com o limão cortado ao meio. Em seguida, corte 2 pedaços de raspas de limão que serão necessários para o recheio. Espalhe as alcachofras no centro com as mãos e com uma pequena espátula retire a barba, mantendo-as inteiras. Enxágue-os e mergulhe-os em água fervente junto com os talos descascados.

Ferva por 12 minutos, depois escorra e deixe esfriar em água fria para interromper o cozimento. Pique o pão em pedaços pequenos na batedeira até que fique reduzido a migalhas bem pequenas. Coloque o pão numa tigela e misture na batedeira as folhas de salsa, o alho, as alcaparras previamente dessalgadas e 2 pedaços de raspas de limão. Pique até obter uma mistura fina e depois misture com o pão, em seguida acrescente o parmesão, 2 colheres de azeite, sal e pimenta. Misture com um garfo, afofando o pão até obter migalhas grossas. Recheie as alcachofras com a mistura aromática, coloque-as junto com os talos em uma assadeira levemente untada com óleo e leve ao forno a 200°C em modo ventilado por 1012 minutos ou até que o pão fique dourado na superfície. Deixe esfriar antes de servir.

LINGUINE VERDE
COM ESPINAFRE
E RICOTA DE CABRA

Dificuldade: fácil

Tempo 10 minutos + 15 minutos

ingredientes

Para 4 pessoas

320 g de linguine integral

100g de espinafre

200 g de ricota de cabra

50g de parmesão

azeite extra virgem

Sal e pimenta opcional

Preparação

Mergulhe o linguine numa panela com água fervente com sal, misture e coloque o espinafre sobre a superfície, que bastará secar por 2 minutos. Retire-os com uma escumadeira ou com um pegador de cozinha e coloque-os diretamente no liquidificador. Misture o espinafre com a ricota, 23 colheres de azeite, uma pitada de sal e, se necessário, pimenta. Escorra o linguine al dente em uma tigela, reservando uma concha de água. Tempere imediatamente com o creme verde, acrescentando um pouco de água do cozimento se necessário, e misture metade do parmesão ralado. Divida a massa entre os pratos, polvilhe com o queijo restante e sirva imediatamente.

SPATZLE COM NABOS

LEGUMES COM PINHÕES

Dificuldade: fácil

Tempo 15 minutos + 15 minutos

ingredientes

Para 4 pessoas

Espaguete 320 g

400 g de nabo

50g de pinhões

50 g de pão ralado integral

2 dentes de alho

Azeite virgem extra

Pimenta em pó

sal

Preparação

Descasque e escalde brevemente os nabos, escorra-os bem, esprema-os e corte-os com uma tesoura de cozinha. Numa frigideira, torre delicadamente os pinhões e junte 23 colheres de azeite, os grelos, os dentes de alho com casca, uma pitada de malagueta e doure tudo, deixando em infusão. Por fim retire o alho. Ferva o spätzle e escorra-o na panela com os legumes, misturando cuidadosamente. Nos pratos, se quiser, complete com uma pitada de pão ralado previamente torrado na frigideira e crocante.

LASANHA BRANCA POR ALCACHOFRAS E NOZES

Dificuldade: Fácil

Tempo 20 minutos + 50 minutos

ingredientes

Para 4 pessoas

250g de macarrão para lasanha de ovo fresco

15 alcachofras

150 g de nozes, 100 g de farinha

100 g de manteiga, 1 litro de leite

Azeite virgem extra

pimenta, sal, noz-moscada

Preparação

Limpe as alcachofras, depois divida cada uma em 8 gomos que irá escaldar em bastante água com sal durante 78 minutos. Drene o gomos de alcachofra e tempere numa frigideira com 23 colheres de azeite, sal e pimenta. Numa panela aqueça a manteiga e vá acrescentando a farinha aos poucos, mexendo sempre até soltar aroma de biscoito; neste ponto despeje todo o leite frio e bata vigorosamente com um batedor. Cozinhe o bechamel até obter a consistência desejada, temperando com sal, pimenta e noz-moscada. Pique as nozes rapidamente no liquidificador, obtendo um grão bastante grosso (não deve ser gorduroso). Disponha a lasanha em uma assadeira retangular, alternando camadas de macarrão e molho bechamel polvilhado com nozes e alcachofras. Finalize com o molho bechamel e decore a superfície com algumas nozes picadas e alguns gomos de alcachofra. Basta assar a 165°C por 40 minutos.

BAVETTE INTEIRA COM ALCACHOFRAS EM MOLHO DE CEBOLA CURRY

Dificuldade: Fácil

Tempo 20 minutos + 40 minutos

Ingredientes para 4 pessoas

320 g de bavete integral,

200g de ricota

6 alcachofras, 3 cebolas

1 colher de sopa de curry

0,5 limão, 100 ml de leite

Caldo de legumes

Azeite virgem extra

Salsa, pimenta rosa, sal

Preparação

Corte as cebolas em rodelas finas, tempere com 23 colheres de azeite, uma pitada de sal e o curry e doure-as numa frigideira. Cubra com uma tampa e leve ao fogo baixo por 1520 minutos, molhando a cebola com caldo ou água somente se necessário. Limpe cuidadosamente as alcachofras e corte-as em fatias finas, mergulhando-as em água acidulada com sumo de limão. Retire a cebola da frigideira, aqueça uma ou duas colheres de azeite e acrescente as alcachofras bem escorridas; salgue-os, cubra-os com a tampa e cozinhe por cerca de dez minutos. Misture a cebola com a ricota e o leite necessário para obter um molho bastante fluido. Por fim verifique o sal e acrescente mais curry de acordo com o gosto pessoal. Ferva a bavette al dente, escorra-a não muito seca diretamente na panela de alcachofra e acrescente o molho de curry. Nos pratos polvilhe a massa com salsa picada e alguns grãos de pimenta rosa.

PIZZOCCHERI COM TOPINAMBUR E CHICÓRIA

Dificuldade: fácil

Tempo 20 minutos +15 minutos

ingredientes

Para 4 pessoas

250 g de pizzoccheri

400 g de alcachofras de Jerusalém

400 g de chicória vermelha

100 g de queijo de cabra fresco

4 raminhos de tomilho

2 colheres de sopa de azeite extra virgem

Sal e pimenta

Preparação

Descasque e corte o radicchio bem fino. Frite em uma frigideira com azeite e tomilho por cerca de 5 minutos. Por fim polvilhe com sal e pimenta. Descasque as alcachofras de Jerusalém e corte-as em cubos. Em seguida, ferva-os junto com os pizzoccheri em bastante água fervente com sal. Deixe ferver e escorra tudo diretamente na panela com o radicchio, reservando um copo da água do macarrão. Misture bem os vários ingredientes em fogo alto, acrescentando, se necessário, um pouco da água do cozimento do pizzoccheri. Retire os raminhos de tomilho e acrescente o queijo de cabra, deixando derreter. Retire do fogo e complete com pimenta moída na hora nos pratos.

TORTIGLIONE CARBONARA

Dificuldade: fácil

Tempo 20 minutos + 25 minutos

ingredientes

Para 4 pessoas

360 g de Tortiglioni

800g de cogumelos

2 ovos, 2 gemas

80g de parmesão

5 castanhas cozidas descascadas

1 dente de alho

8 raminhos de tomilho

azeite extra virgem

Sal e pimenta

Preparação

Limpe os cogumelos e divida-os em 24 partes dependendo do tamanho (de forma a obter pedaços mais ou menos iguais) e coloque-os numa frigideira grande sem temperar. Polvilhe-os com uma pitada de sal e pimenta e acrescente o alho levemente amassado. Cubra com a tampa e cozinhe em fogo médio até começarem a soltar a água vegetal. Descubra a panela e deixe o fundo secar quase completamente. Neste ponto adicione 2 colheres de sopa de azeite e refogue os cogumelos por 56 minutos, até que estejam dourados, mas ainda ligeiramente al dente. Verifique o sal e retire do fogo. Enquanto isso, leve uma panela com água levemente salgada para ferver e adicione os tortiglioni. Enquanto o macarrão cozinha, misture todos os ovos em uma tigela grande e rale-os parmesão, bastante pimenta moída na hora, uma pitada de sal e as folhas dos raminhos de tomilho. Misture cuidadosamente até obter um creme homogêneo. Em seguida, dilua um pouco, despejando muito pouca água de cozimento do macarrão. Adicione os tortiglioni aos ovos, escorra-os com uma escumadeira (guarde a água na panela) e misture vigorosamente. Adicione os cogumelos, sem o alho, e misture bem. Se notar que sobrou algum ovo líquido no fundo, coloque a tigela com o macarrão em banho-maria na água do macarrão já desligada e mexa até o molho engrossar um pouco. Porém, se parecer um pouco seco, amoleça-o com um pouco de água do cozimento. Divida os tortiglioni pelos pratos, distribua por cima as castanhas fatiadas e uma pitada final de parmesão e pimenta.

ORECCHIETTE CREMOSA COM COGUMELOS PORCINI E SALSA

Dificuldade: fácil

Tempo 10 minutos + 20 minutos

ingredientes

Para 4 pessoas

400 g de Orecchiette fresco

400 g de cogumelos porcini

120gr de mascarpone

40g de parmesão

2 dentes de alho

1 ramo de salsa

azeite extra virgem

Sal e pimenta

Preparação

Limpe os cogumelos porcini e corte-os em segmentos não muito pequenos, dividindo apenas os cogumelos mais pequenos ao meio. Em uma frigideira grande antiaderente, doure o alho fatiado ou picado junto com 34 colheres de azeite. Em seguida, adicione os cogumelos e doure-os por cerca de dez minutos. Pouco antes de retirar do fogo, adicione sal e pimenta e polvilhe com metade da salsa picada. Ferva as orecchiette em bastante água com sal e escorra al dente, reservando uma concha de água. Coloque-os na panela com os cogumelos e leve ao fogo bem baixo e junte o mascarpone e a água do cozimento necessária para obter um resultado cremoso. Sirva imediatamente a massa, polvilhando nos pratos com o parmesão ralado, o resto da salsa e, se desejar, uma pitada de pimenta.

NHOQUE ROMANO DE POLENTA BRANCA COM NOZES E SÁLVIA

Dificuldade: média

Tempo 10 minutos + 60 minutos

ingredientes

Para 4 pessoas

250 g de farinha de milho branca

100g de parmesão

100g de pecorino

30g de manteiga

3 colheres de sopa de miolo de nozes

12 folhas de sálvia

azeite extra virgem

Sal grosso, pimenta

Preparação

Leve à fervura um litro e 750 ml de água com uma colher de chá de sal grosso. Misture a farinha de milho, deixe ferver, depois reduza o fogo e continue mexendo sempre por cerca de 50 minutos. No final do cozimento, misture uma pitada de pimenta, a manteiga, o parmesão ralado e o pecorino, reservando duas colheres de sopa de cada um dos queijos. Espalhe a polenta em uma assadeira untada com óleo, formando uma camada com cerca de 1 cm de espessura. Deixe esfriar e depois leve à geladeira por pelo menos uma hora (esse preparo também pode ser feito no dia anterior, nesse caso cubra). Mergulhe brevemente as folhas de sálvia em um pouco de óleo fervente para torná-las ligeiramente crocantes.

Corte vários discos de polenta com diâmetro aproximado de 56 centímetros, usando um cortador de massa. Em seguida, coloque-os em uma assadeira levemente untada com óleo, sobrepondo-os levemente. Polvilhe com os queijos reservados, arrume as folhas de sálvia e regue com um fio de azeite. Asse a 180°C por cerca de 15 minutos. Se necessário, passe o nhoque na grelha por alguns minutos. Adicione as nozes picadas e sirva.

MASSA INTEIRA ASSADA COM PIMENTAS E PECORINO

Dificuldade: fácil

Tempo 25 minutos + 40 minutos

ingredientes

Para 4 pessoas

240 g de Ditalini integral

1 kg de pimentão misto

150g de ricota

40 g de pecorino ralado

100 g de purê de tomate, 1 pimenta malagueta

1 colher de sopa de alcaparras

10 folhas de manjericão, sal e pimenta

Preparação

Disponha os pimentões na assadeira forrada com papel manteiga. Leve ao forno a 200°C com grelhe por 20/25 minutos, forrando-os para que dourem por igual. Para facilitar o descascamento, depois de cozidos pode-se colocá-los em um saco de comida e mergulhá-los em água e gelo até esfriarem completamente. Em seguida, descasque-os, descasque-os e corte-os em pequenos pedaços. Pique finamente as alcaparras previamente dessalgadas, a pimenta malagueta e o manjericão. Misture o purê de tomate, as ervas picadas e os pimentões em uma tigela. Misture bem, tempere com sal e pimenta e acrescente a ricota e metade do pecorino ralado. Ferva o macarrão em bastante água e sal, escorra al dente e tempere bem com o molho. Em seguida, arrume-o em uma assadeira (ou em 4 formas individuais). Polvilhe com o restante pecorino ralado e leve ao forno a 220°C durante 10 minutos, mais alguns minutos de grelha para obter uma convidativa crosta dourada.

GAZPACHO ANDALUZ

Dificuldade: Fácil

Tempo 25 minutos

ingredientes

Para 4 pessoas

600 g de tomate

100g Pepinos

100g de pimentão vermelho

50 g de cebola Tropea

1 dente de alho

60 g de pão ralado integral

100ml de azeite extra virgem

30g de vinagre de vinho branco

Sal, pimenta preta

10 folhas de manjericão, água

1 colher de chá de Tabasco picante

Servir

Rúcula, pimenta preta

Preparação

Faça uma incisão com uma faca afiada na ponta dos tomates, do lado oposto ao caule, e mergulhe-os em água fervente por alguns instantes, escorra-os e resfrie-os em água fria. Retire a casca dos tomates, retire o caule e divida-os em quatro partes, retirando as sementes, e coloque-os no liquidificador. Descasque o pepino, corte em rodelas e junte aos tomates. Descasque e corte a cebola, descasque o pimentão, retire o pedúnculo, os filamentos e as sementes se presente, descasque o alho e retire o broto de dentro. Bata tudo com os tomates no liquidificador, acrescente as folhas de manjericão, o sal, a pimenta-do-reino moída na hora, o azeite, o vinagre, o Tabasco, o pão ralado e cerca de meio copo de água bem gelada da geladeira. Bata e acrescente um pouco de água de cada vez, se for. necessário, até obter uma consistência cremosa e não muito líquida. Guarde o gaspacho bem tampado na geladeira por pelo menos duas horas antes de consumir (mesmo durante a noite ele ganhará ainda mais sabor. Na hora de servir, divida em 4 tigelas ou copos e decore com um fio de azeite, uma pitada de azeite). momento de pimenta preta moída e algumas folhas frescas de rúcula, bem lavadas e secas.

BOLO DE GRÃO DE BICO, FONTINA E TOMATES SECOS

Dificuldade: Fácil

Tempo 10 minutos + 20 minutos

Ingredientes para 4 pessoas

70 g de farinha de trigo mole tipo 00

60g de farinha de grão de bico

60 g de grão de bico seco, cozido

60 g de fontina, 2 ovos

60 g de tomate em óleo

3 colheres de sopa de sementes de abóbora

2 colheres de sopa de leite

2 colheres de chá de fermento em pó

1 cacho de marta, 3 colheres de sopa. Óleo

Sal, pimenta, manteiga

Pão ralado, foguete

Preparação

Pré-aqueça o forno a 190°C. Misture a farinha branca e de grão de bico com os ovos, o leite e o óleo por alguns minutos, de preferência com um batedor elétrico. Adicione a manjerona picada, uma pitada de sal e pimenta a gosto. Escorra bem os tomates em óleo e corte-os em tiras. Corte também a fontina em cubos de cerca de 1 cm de cada lado. Em seguida, adicione o tomate, o queijo e o grão de bico à mistura e misture delicadamente com uma espátula. Por fim adicione o fermento. Unte bem e polvilhe o fundo de uma forma pequena de bolo de ameixa de aproximadamente 20 x 8 cm com farinha de rosca e despeje a mistura. Polvilhe as sementes de abóbora e leve ao forno por 20 minutos. Deixe o bolo de grão de bico esfriar antes de retirá-lo da forma e cortá-lo em rodelas com cerca de 1 cm de espessura. Sirva com algumas folhas de rúcula, um pedaço de tomate seco e uma porção de fontina.

PENAS DE TRIGO INTEGRAL
COM CEBOLAS
E IOGURTE GREGO

Dificuldade: fácil

Tempo 10 minutos +20 minutos

ingredientes

Para 4 pessoas

320g de penoni rigati

macarrão integral

6 cebolinhas

170 g de iogurte grego

6 fios de cebolinha

1 colher de chá de sementes de papoula

azeite extra virgem, sal

Preparação

Limpe as raízes e as partes verdes mais duras das cebolinhas e corte-as em rodelas com cerca de um centímetro de espessura. Transfira-os para uma panela com 3 colheres de sopa de óleo e deixe amolecer em fogo bem baixo por 5 minutos. Enquanto isso, ferva o macarrão e despeje uma ou duas colheres de sopa da água do cozimento na panela com as cebolinhas, deixando-as no fogo por mais 5 minutos ou até ficarem macias, mas não pastosas. Retire do fogo e misture na panela com metade do iogurte. Escorra o macarrão al dente diretamente na panela com o molho, acrescente o restante do iogurte e as sementes de papoula. Misture e sirva imediatamente, completando os pratos com cebolinha picadinha e um fio de azeite.

SALADA DE BULGUR COM ERVILHAS, TOMATES, MANJERICÃO

Dificuldade: fácil

Tempo 20 minutos + 40 minutos

ingredientes

Para 4 pessoas

240 g de bulgur, 4 ovos

300 g de ervilhas frescas sem casca

300 g de tomate cereja misto

1 cebolinha, meio limão

1 cacho de manjericão

50ml de vinho branco

azeite extra virgem

Sal e pimenta

Preparação

Ferva o bulgur em água levemente salgada por 1.012 minutos. Escorra, transfira para uma tigela e tempere com um fio de azeite. Misture e deixe esfriar. Descasque e corte a cebola em rodelas finas. Cozinhe por cerca de 5 minutos em uma panela com 2 colheres de óleo, sem deixar dourar. Em seguida, adicione as ervilhas e continue por mais 5 minutos antes de misturar com o vinho. Deixe evaporar, tampe e cozinhe, acrescentando um pouco de água se necessário e mexendo de vez em quando. Por fim, tempere com sal e pimenta e acrescente metade das folhas de manjericão picadas. Divida os tomates cereja em 24 gomos, dependendo do tamanho, e adicione-os ao bulgur junto com as ervilhas, agora aquecidas. Tempere tudo com um fio de azeite, sumo de limão e o restante manjericão picado grosseiramente. Deixe seu sabor. Ferva os ovos por 8 minutos. Retire-os do fogo e deixe-os de molho na panela por mais um minuto. Em seguida, esfrie-os e descasque-os. Corte os ovos ao meio ou em quartos antes de servir, tempere-os com uma pitada de sal e pimenta e disponha-os sobre a salada de bulgur.

CREME DE GRÃO DE BICO PRETO COM FEIJÃO, CENOURA E BATATA

Dificuldade: Fácil

Tempo 20 minutos + 20 minutos

ingredientes

Para 4 pessoas

250 g de grão de bico preto

8 batatas novas

8 cenouras

200 g de favas

1 dente de alho

Azeite virgem extra

Sal e pimenta

Preparação

Pincele as cenouras e as batatas com cuidado e lave-as sem danificar as folhas da cenoura. Cozinhe as batatas no vapor por 1.618 minutos. Em vez disso, refogue as cenouras com as folhas em uma panela com uma colher de azeite por alguns minutos em fogo alto, depois adicione sal e despeje 2 colheres de água. Continue em fogo mais brando até que as cenouras estejam macias, mas ainda crocantes. Misture o grão de bico, o dente de alho e 2 colheres de azeite no liquidificador e bata, acrescentando um pouco de água. Deve-se obter um creme espesso e homogêneo. Verifique o sal e a pimenta. Coloque o creme de leite em xícaras e mergulhe em cada uma 2 cenouras, deixando as folhas para fora, e 2 batatas cortadas ao meio, polvilhe o restante da superfície com as favas previamente descascadas. Complete com um fio de azeite e um pouco de sal.

CHEGADA DE BUCATINI COM FEIJÃO VERDE DE AÇAFRÃO

Dificuldade: Fácil

Tempo 20 minutos + 25 minutos

ingredientes

Para 4 pessoas

300g de macarrão Bucatini

300 g de feijão verde

50g de pinhões

50 g de sultanas

50 g de pão ralado

1 dente de alho

Açafrão 10 pistilos

4 colheres de sopa de azeite extra virgem

10 folhas de manjericão, sal e pimenta

Para o creme de feijão verde

200 g de feijão verde, 150 g de tomate

1 dente de alho, sal

Preparação

Verifique e cozinhe no vapor todos os feijões verdes por cerca de 12 minutos. Reserve 200 g necessários para o creme e corte o restante em rodelas. Numa panela, misture o feijão verde picado, 2 colheres de sopa de azeite, os pinhões, as passas demolhadas, o manjericão picado e o alho amassado. Cubra com a tampa e cozinhe por 5 minutos, acrescentando os fios de açafrão, já torrados e reduzidos a pó, e o sal a meio da cozedura.

Misture o feijão verde inteiro, o tomate pelado, o alho e uma pitada de sal até obter um creme homogêneo; adicione algumas colheres de água, se necessário, para amolecê-la. Ferva o bucatini em bastante água e sal. Entretanto, torre o pão ralado numa frigideira pequena juntamente com 2 colheres de sopa de azeite e pimenta moída na hora. Escorra o bucatini na panela com o molho de açafrão, acrescente o creme de feijão verde e misture, diluindo com algumas colheres de sopa da água do cozimento do macarrão se necessário. Sirva imediatamente, polvilhando um pouco de pão ralado torrado em cada prato.

NHOQUE DE CENOURA

EM CREME DE

FEIJÕES FRESCOS

Dificuldade: Média

Tempo 50 minutos + 30 minutos

ingredientes

Para 4 pessoas

400 g de batata de polpa amarela

200 g de farinha de trigo mole tipo 00

1 ovo, 300 g de favas sem casca

100g de cenoura

40 g de parmesão, 1 chalota

1 colher de sopa de tomate em purê

30 g de manteiga, sal e pimenta

Azeite virgem extra

Preparação

Ferva as batatas inteiras com casca por 20 minutos ou até ficarem macias, depois descasque-as e amasse-as no espremedor de batatas. Deixe-os esfriar. Descasque as cenouras e pique-as bem fininhas no liquidificador (ou rale). Alternativamente, você pode cozinhá-los no vapor ou fervê-los e misturá-los até obter um creme. Misture a farinha, a cenoura, o ovo e o purê de tomate com as batatas quentes e misture bem até a massa não ficar mais pegajosa. Depois deixe descansar por 1520 minutos. Corte a massa em vários pães com diâmetro de 1,5 centímetros e depois corte-os em vários nhoques com alguns centímetros de comprimento. Descasque e pique as favas (deixe algumas inteiras para decorar).

Em seguida, doure a chalota picada por alguns minutos em uma panela com 23 colheres de azeite, acrescente a fava picada, o sal e cozinhe um pouco. Neste ponto, adicione um copo pequeno de água e continue cozinhando por 5 minutos, depois bata tudo até formar um creme. Ferva os nhoques em bastante água e sal, escorrendo-os com uma escumadeira (assim que subirem à superfície) diretamente para uma panela onde a manteiga terá derretido. Polvilhe-os com pimenta moída na hora e distribua-os nos pratos previamente cobertos com o creme de fava. Complete com favas inteiras e queijo parmesão cortado em flocos finos. Sirva imediatamente.

RECEITAS
SEGUNDO PRATOS

PEIXE ESPADA COZIDO

dificuldade: fácil

pessoas: 4

preparação: 10 minutos

cozimento: 10 minutos

ingredientes:

4 bifes de espadarte

vinho branco a gosto

1 dente de alho

salsa a gosto

tomilho a gosto

Sal a gosto.

pimenta a gosto.

suco de limão a gosto

Preparação

O peixe frito é muito simples: coloque um dente de alho na frigideira com algumas ervas aromáticas (talos de salsa e tomilho), regue com um fio de azeite virgem extra e aqueça. Neste ponto insira o peixe e doure dos dois lados, depois regue com o vinho branco e deixe evaporar. Assim que o álcool evaporar, acrescente a salsa picada, a pimenta branca e o sal. Cuidado para não cozinhar demais o peixe: até 5 minutos serão suficientes se a fatia não for muito grande, mas você decide: em geral o peixe-espada deve estar bem cozido, mas tome cuidado para não cozinhar demais! Se quiser um peixe ainda mais saboroso, pode mariná-lo por cerca de vinte minutos com limão, azeite, pimenta em grão, talos de salsa e sal. Desfrute de sua refeição!

FILÉ DE SALMÃO GRELHADO

dificuldade: fácil

pessoas: 4

preparação: 20 minutos

cozinhando: 7 minutos

Ingredientes:

600 g de salmão em 4 bifes

1 cebolinha

2 raminhos de tomilho

4 colheres de sopa de azeite extra virgem

1 folha de louro

1/2 copo de vinho branco

Sal a gosto. pimenta a gosto.

Preparação

Em primeiro lugar, vamos tratar da limpeza do salmão. Se você comprou fatias pré-cortadas, pode pular esta etapa. Caso contrário, corte o salmão em filés com uma faca de cozinha afiada e corte-o em rodelas bem grossas, depois retire todos os ossos e lave-os em água corrente. Deixe os filés secarem. Neste ponto passamos para a marinada. Limpe a cebolinha removendo a camada mais externa e cortando-a grosseiramente. Deite num recipiente hermético com o azeite, o vinho branco, as folhas de um raminho de tomilho, o louro e um pouco de pimenta e por fim misture tudo bem. Pegue as quatro fatias de salmão com a pele e coloque-as na marinada, certificando-se de untá-las completamente. Feche o recipiente e deixe marinar na geladeira por 45 minutos e depois por 15 minutos fora da geladeira. Vejamos agora a fase de cozimento do salmão. Coloque uma assadeira no fogo e leve à temperatura. Pegue os bifes, escorra-os da marinada, que deve reservar, e coloque-os na chapa quente com a pele voltada para baixo. Cozinhe por três minutos (menos ainda se as fatias não forem muito grossas). Vire o salmão e cozinhe do outro lado por 12 minutos. Retire da grelha e arrume os bifes em travessas. Tempere com uma pitada de sal, um grão de pimenta, algumas folhas frescas do segundo raminho de tomilho e algumas gotas de óleo da marinada, evitando recolher os ingredientes sólidos. Desfrute de sua refeição!

ALMÔNDEGAS COM PESTO

dificuldade: fácil

pessoas: 4

preparação: 15 minutos

cozinhando: 15 minutos

Ingredientes:

500 g de carne picada

2 colheres de sopa de pesto

2 fatias de pão

leite a gosto, 1 ovo

pão ralado a gosto

farinha a gosto

1 copo de vinho branco

3 colheres de sopa de azeite extra virgem

Preparação

Mergulhe o pão no leite por cerca de dez minutos. Numa tigela, misture a carne picada, o ovo, o pão demolhado e espremido e o pesto. Comece a amassar com as mãos até obter uma mistura homogênea, depois acrescente a quantidade de pão ralado necessária para secar a mistura o mais rápido possível. Deve permanecer úmido e não pegajoso. Forme almôndegas do tamanho de uma noz e cubra-as com farinha. Quando estiverem prontos, coloque-os em um prato. Aqueça uma frigideira antiaderente e unte com óleo e doure as almôndegas de todos os lados. Adicione o vinho branco, tampe e cozinhe por 15 minutos. Sirva-os bem quentes. Desfrute de sua refeição!

COELHO ASSADO

dificuldade: fácil

pessoas: 4

preparação: 30 minutos

cozimento: 60 minutos

Ingredientes:

8 peitos ou pés de coelho

150 g de caldo de legumes

40 ml de vinho branco seco

aromas a gosto

100 g de cebola branca

1 dente de alho

pimenta e sal a gosto

azeite extra virgem a gosto

Preparação

Comece por picar finamente o alecrim, o
dente de alho descascado e a folha de louro;
leve ao fogo numa panela grande com um
pouco de azeite. Deixe aromatizar por 23
minutos em fogo baixo. Entretanto,
descasque a cebola e corte-a em rodelas
finas: tempere com o tomilho, regue com um
fio de azeite e transfira tudo para a panela,
sem nunca desligar o lume. Adicione os
pedaços de coelho e doure dos dois lados por
34 minutos; tempere com sal e pimenta e
deglaceie com o vinho branco. Deixe o álcool
evaporar e acrescente uma concha de caldo
antes de baixar o fogo e cozinhar por mais 56
minutos. Neste ponto, no fundo de uma
assadeira forrada com papel manteiga,
distribua na assadeira os pedaços de coelho
que dourou. Adicione o restante do caldo e
leve ao forno pré-aquecido a 200°C por cerca
de 40 minutos.

GROSTL TIROLESO

dificuldade: fácil

pessoas: 4

preparação: 15 minutos

cozimento: 30 minutos

Ingredientes:

1kg de batatas

100 g de grão

100g de bacon

4 ovos 1 cebola

2 colheres de sopa de cebolinha

50g de manteiga

Sal a gosto. pimenta a gosto.

Preparação

Primeiro, descasque as batatas e corte-as em pedaços de 2cm. Ferva-os em bastante água com sal por 20 minutos. Enquanto isso, em uma panela grande, derreta a manteiga e doure o grão picado e o bacon junto com a pimenta moída na hora. Depois de liberar um pouco da gordura, acrescente a cebola em rodelas finas e cozinhe por 15 minutos. Adicione as batatas cozidas temperadas com cebolinha e, se necessário, adicione sal. Enquanto todos os sabores se misturam, prepare o ovo estrelado: aqueça um fio de azeite numa panela, quebre os ovos e cozinhe em fogo médio por 34 minutos. Na verdade, a gema deve permanecer macia. Distribua as batatas pelos pratos e complete cada um com um ovo. sirva-os e desfrute da sua refeição!

FILÉS DE PESCADA ASSADA

dificuldade: fácil

pessoas: 4

preparação: 15 minutos

cozinhando: 15 minutos

Ingredientes:

4 filés de pescada

1 limão

1 colher de sopa de salsa picada

2 dentes de alho

azeite extra virgem

Sal a gosto.

Preparação

Primeiro, certifique-se de que a pescada não tem espinhos, passando um dedo sobre a carne. Em seguida, enxágue em água corrente e seque com papel de cozinha. Unte com óleo uma assadeira adequada para cozinhar no forno, grande o suficiente para acomodar o peixe sem sobrepô-lo. Salgue levemente a carne, tempere com salsa e suco de limão e coloque dois dentes inteiros de alho dentro. Cozinhe tudo a 180°C por 15 minutos ou até o peixe ficar macio e sirva bem quente. Desfrute de sua refeição!

BATATAS RECHEADAS NO FORNO COM QUEIJO E PRESUNTO

dificuldade: fácil

pessoas: 4

preparação: 15 minutos

cozimento: 40 minutos

Ingredientes:

4 batatas médias

200 g de provola

1 maço de cebolinha

90 g de presunto em cubos

Sal a gosto.

pimenta a gosto.

azeite extra virgem

Preparação

Como vamos guardar a casca da batata durante o cozimento, lave bem em água corrente e limpe também com escova de dente. Seque-os e ferva-os em bastante água com sal por 30 minutos. Como todos os tubérculos, é melhor começar com água fria ao cozinhar as batatas. Quando as batatas estiverem quase cozidas, escorra-as e deixe esfriar. Neste ponto, corte-os todos ao meio e, com uma colher, retire a polpa formando um buraco. Você também pode deixar as batatas recheadas inteiras, terá que fazer um corte e extrair a polpa de lá. Transfira a mistura extraída das batatas para uma tigela e misture com o provola picado e o presunto, temperando com sal e pimenta. Adicione a cebolinha fatiada e recheie as batatas com a mistura. Cozinhe no modo grill por 1015 minutos a 200°C e sirva quente, boa refeição!

ALMÔNDEGAS DE CAVAGEM

dificuldade: fácil

pessoas: 4

preparação: 15 minutos

cozimento: 30 minutos

Ingredientes:

300g de batatas

200 g de repolho, 1 ovo

1 colher de sopa de parmesão

pão ralado a gosto, 1/2 chalota

1 dente de alho pequeno

Sal a gosto. pimenta a gosto.

óleo de semente pré-frito a gosto

Preparação

Primeiro, você precisa ter repolho cozido. Depois de remover a camada mais externa das folhas, corte em tiras e ferva em bastante água com sal por 10 minutos. Entretanto, descasque as batatas e corte-as em pedaços não muito grandes (quanto mais pequenos forem, mais rápido cozinharão) e ferva-as em bastante água com sal durante cerca de 15 minutos, até ficarem macias. Escorra os legumes e amasse as batatas com um garfo para obter um purê não muito homogêneo e pique o repolho com uma faca. Transfira ambos para uma tigela, acrescente um pouco de sal e pimenta e todos os demais ingredientes necessários à receita: parmesão, cebolinha picada junto com o alho, ovo e pão ralado suficiente para obter uma mistura úmida, mas não pegajosa. Forme almôndegas do tamanho de uma noz (você pode achatá-las ou deixá-las redondas) e passe-as na farinha de rosca. Frite em um pouco de óleo até dourar e ficar crocante e sirva quente. Desfrute de sua refeição!

PATO ASSADO

dificuldade: fácil

pessoas: 4

preparação: 20 minutos

cozimento: 150 minutos

Ingredientes:

1 pato

1 laranja

3 raminhos de alecrim

1 colher de chá de sal grosso

1 dente de alho

2 colheres de sopa de

azeite extra virgem

Preparação

Primeiro, limpe cuidadosamente o pato, queimando as penas restantes. Em seguida, lave em água corrente, por dentro e por fora, e seque com papel de cozinha. Misture o sal, o alho e um raminho de alecrim num pequeno processador de alimentos e reserve. Recheie o pato com a laranja cortada em pedaços e 2 raminhos de alecrim. Em seguida, massageie externamente primeiro com o óleo e depois com a mistura aromática preparada. Coloque em uma assadeira com tampa e cozinhe a 230°C por 15 minutos, depois abaixe a temperatura para 180°C e continue cozinhando por 2 horas. A meio das duas horas, junte as batatas descascadas e corte-as em pedaços de 2 cm. Alternativamente, batatas novas também estão bem. Retire a tampa, ative o modo grill e deixe agir por 15 minutos para obter uma crosta bonita. Sirva tudo bem quente. Desfrute de sua refeição!

SALMÃO ASSADO GRATINADO

dificuldade: fácil

pessoas: 4

preparação: 10 minutos

cozimento: 20 minutos

Ingredientes:

4 filés de salmão

1 ramo de salsa

1 dente de alho

40 g de pão ralado

2 colheres de sopa de

 azeite extra virgem

Sal a gosto.

pimenta a gosto.

Preparação

Coloque o pão ralado, o dente de alho, a salsa e uma pitada de sal e pimenta num pequeno processador de alimentos. Bata até obter uma mistura quebradiça e de aroma intenso. Se você usar filés de salmão congelados, será necessário deixá-los descongelar completamente na geladeira antes de usá-los. Em seguida, coloque-os sobre uma tábua e, se houver, retire a casca com uma faca afiada. Lave-os em água corrente, seque-os com papel de cozinha e coloque-os sobre a tábua. Adicione algumas colheres de sopa de óleo à mistura aromática e misture. Transfira os filés para uma assadeira forrada com papel manteiga e cubra-os com a mistura, pressionando levemente. Cozinhe os filés a 200°C por 10 minutos e sirva bem quente. Desfrute de sua refeição!

CRUMBLE DE VEGETAIS

dificuldade: fácil

pessoas: 4

preparação: 50 minutos

cozimento: 40 minutos

Ingredientes:

4 abobrinhas

1 cebola branca ou dourada

15 tomates cereja

100 g de farinha 0

50g de parmesão ralado

50 g de manteiga fria

azeite extra virgem a gosto

Sal a gosto. manjericão a gosto

Preparação

Comece por descascar a cebola e depois corte-a em tiras finas. Lave as abobrinhas e os tomates cereja: corte as abobrinhas em pedaços e os tomates cereja em rodelas ou mesmo ao meio. Leve ao lume um tacho grande, aqueça um fio de azeite, junte os legumes e deixe cozinhar cerca de dez minutos para cozer os legumes deixando-os ainda crocantes. Tempere com sal, desligue o fogo e deixe esfriar. Entretanto, proceda à preparação do crumble: coloque a farinha e o queijo parmesão numa tigela, junte a manteiga fria cortada em cubos e comece a amassar com a ajuda de um garfo, depois trabalhe com as mãos para obter uma massa esfarelada. . em geladeira e deixe descansar por um quarto de hora. Decorrido o tempo de descanso, forre o fundo de uma assadeira com papel manteiga, despeje os legumes, distribua-os bem e cubra-os com o crumble. Cubra com papel alumínio e leve ao forno pré-aquecido a 180°C e cozinhe por 30 minutos. Depois de meia hora, retire o papel alumínio e leve ao forno por mais dez minutos ou até obter o escurecimento desejado. Depois de cozido, retire do forno, deixe esfriar um pouco e sirva. Desfrute de sua refeição!

ALMÔNDEGAS DE ATUM

dificuldade: fácil

pessoas: 4

preparação: 20 minutos

cozimento: 30 minutos

Ingredientes:

320 g de atum em óleo

400g de batatas

2 ovos orgânicos

salsa fresca a gosto

pão ralado a gosto

azeite extra virgem a gosto

Sal a gosto. pimenta a gosto.

Preparação

Para preparar estas almôndegas fáceis, comece lavando bem as batatas e depois, sem descascá-las, ferva-as em bastante água. Quando as batatas estiverem bem macias, escorra-as, descasque-as e amasse-as com um espremedor de batatas diretamente em uma tigela. Adicione o atum escorrido do óleo de conservação e descasque. Em seguida, adicione a salsa picada, o sal, a pimenta, os ovos batidos e a farinha de rosca suficiente para que a mistura fique trabalhável com as mãos. Forme almôndegas e passe-as na farinha de rosca. Recomendamos fritá-los em óleo fervente por alguns minutos e secá-los bem antes de consumi-los. Se preferir cozinhar no forno, 15/20 minutos a 180°C devem ser suficientes: fique de olho e quando estiverem dourados retire-os do forno. Desfrute de sua refeição!

PESCADA ASSADA COM TOMATES E AZEITONAS

dificuldade: fácil

pessoas: 4

preparação: 20 minutos

cozimento: 20 minutos

Ingredientes:

800 g de filés de pescada

azeitonas a gosto

tomate cereja a gosto

1 dente de alho

azeite extra virgem a gosto

orégano seco a gosto

sal a gosto

pimenta preta moída a gosto

Preparação:

receita de pescada assada com tomate cereja e azeitonas Para preparar o filé de pescada assado, comece por enxaguar os filés de pescada em água corrente, depois seque-os e transfira-os para quatro folhas de papel alumínio, tempere com azeite, sal e pimenta a seu gosto . À parte, lave e corte os tomates cereja em rodelas. Lave as azeitonas do líquido de conservação e corte-as em rodelas. Coloque os tomates cereja e as azeitonas sobre os filés de pescada e finalize com uma pitada de orégãos secos. Feche formando pequenos pacotes e transfira-os para uma assadeira. Asse em forno pré-aquecido a 180°C e cozinhe por cerca de 20 minutos. Retire do forno e sirva imediatamente, boa refeição!

FRANGO COM LIMÃO

dificuldade: fácil

pessoas: 4

preparação: 10 minutos

cozimento: 20 minutos

Ingredientes:

500 g de peito de frango

00 farinha a gosto

azeite extra virgem a gosto

1 limão, 150 g de água

90 g de vinho branco, sal a gosto.

Preparação

Vamos começar limpando o frango. Se você já tem as fatias não precisará fazer nada, mas se comprou um peito inteiro, divida ao meio e retire todas as partes gordurosas.

Feito isso, vamos ver como cozinhar o peito de frango em uma frigideira: enfarinhe bem todas as vieiras e doure-as em uma frigideira antiaderente quente com um fio de azeite virgem extra. Vire-os após cerca de 3 minutos e certifique-se de que estão dourados e crocantes. Quando o frango estiver pronto, retire-o e reserve. Na mesma panela coloque o vinho, a água, o suco de limão, uma pitada de sal e uma colher de chá de farinha peneirada para engrossar o molho. Reduza, mexendo de vez em quando, até o molho ficar com uma consistência espessa. Em seguida, adicione o frango e cozinhe por apenas dois minutos. Sirva as vieiras com limão acompanhando-as com o molho e legumes que mais gostar. Desfrute de sua refeição!

CAMARÕES ASSADOS

dificuldade: fácil

pessoas: 4

preparação: 20 minutos

cozinhando: 15 minutos

Ingredientes:

12 camarões

40 g de suco de lima ou limão

60g de azeite

salsa a gosto

pimenta a gosto.

Sal a gosto.

Preparação

Corte o limão (ou limão se preferir) ao meio, esprema o suco e filtre. Adicione o azeite, a salsa lavada e picada, o sal e a pimenta ao sumo de limão. Misture tudo com um mini-espeador para obter a consistência ideal para esta receita. Coloque os camarões limpos em uma assadeira levemente untada ou forrada. Tempere com a emulsão, reservando um pouco para depois. Agora vamos ver como cozinhar os camarões: leve ao forno pré-aquecido a 250°C por cerca de 810 minutos. Depois de cozidos, retire os camarões do forno e sirva imediatamente com o suco do cozimento, acrescentando um pouco de emulsão. Decore o prato com rodelas de limão. Desfrute de sua refeição!

TIRAS DE VITELA COM ALCACHOFRAS

dificuldade: fácil

pessoas: 4

preparação: 10 minutos

cozinhando: 15 minutos

Ingredientes:

400 g de rodelas de vitela

2 alcachofras

1 dente de alho

1 copo de vinho branco

3 colheres de sopa de azeite extra virgem

1 colher de sopa de salsa picada

Sal a gosto. pimenta a gosto.

1/2 limão

Preparação

Primeiro limpe as alcachofras, a menos que decida usar as congeladas. Em seguida, corte-os em fatias bem finas, para uniformizar o tempo de cozimento, e coloque-os em uma tigela com água e limão. Corte as fatias de carne em tiras de 2cm de largura. Numa panela, aqueça o azeite com o dente de alho e doure a carne. Em seguida, adicione as alcachofras, regue com o vinho branco e cozinhe em fogo médio por 15 minutos, até ficar macio. Se necessário, você pode adicionar algumas colheres de água. Quase no final da cozedura, adicione sal e pimenta e tempere com salsa fresca picada. Para obter uma consistência mais cremosa pode-se passar as tiras de carne na farinha antes de dourar na frigideira. Neste caso será necessário adicionar um pouco de água ou caldo para cozinhar tudo e formar o molho. Sirva-os na mesa e boa refeição!

BOLO DE CARNE COM ALCACHOFRAS

dificuldade: fácil

pessoas: 4

preparação: 20 minutos

cozinhando: 45 minutos

Ingredientes:

800 g de carne picada

2 alcachofras

3 colheres de sopa de parmesão

50 g de pão ralado

1 ovo orgânico

2 colheres de sopa de óleo

1 dente de alho

Sal a gosto.

pimenta a gosto.

Preparação

Primeiro limpe as alcachofras removendo a
camada mais externa do caule e as pontas.
Com a ajuda de uma colher, retire também a
barba interna e depois corte-as em rodelas.
Numa panela aqueça o azeite com o dente de
alho, depois acrescente as alcachofras e
cozinhe em fogo baixo por 15 minutos,
acrescentando sal a gosto. Enquanto isso,
misture numa tigela a carne picada, o
parmesão, o ovo, uma pitada de sal, uma
pitada de pimenta e o pão ralado.

Sobre uma folha de papel manteiga, espalhe uma camada de carne com 1 cm de espessura, dando-lhe um formato retangular. Distribua as alcachofras no centro e, usando o papel, feche. Sele bem todos os pontos de contato. Use o papel manteiga para embrulhar bem o bolo de carne e feche-o como um doce, usando dois pedaços de barbante. Leve ao forno a 200°C por 30 minutos, retire do forno e deixe esfriar antes de cortar. Sirva na mesa e boa refeição!

ROLO DE PERU RECHEADO COM ZOCQUINA E PRESUNTO

dificuldade: fácil

pessoas: 4

preparação: 30 minutos

cozimento: 20 minutos

Ingredientes:

3 fatias grandes de peito de peru

100 g de presunto fino

2 abobrinhas, sal a gosto.

pimenta a gosto.

um copo de vinho branco seco

um copo de caldo

azeite extra virgem a gosto

Preparação

Para preparar o rolinho de peru recheado com abobrinha e presunto, comece pegando as fatias de peito de peru, colocando-as sobre uma tábua e sobrepondo-as levemente de um lado. Disponha por cima as fatias de presunto e as curgetes previamente grelhadas. Enrole o peito de peru e amarre o rolo resultante com barbante de cozinha. Leve ao fogo uma panela de fundo grosso, aqueça o azeite e doure o pãozinho dos dois lados. Despeje o vinho branco e quando o líquido evaporar acrescente o caldo. Cubra com a tampa e cozinhe por 20 minutos, virando o pãozinho de vez em quando. Desligue o fogo e deixe esfriar antes de retirar o barbante e fatiar o pãozinho de peru assado. Desfrute de sua refeição!

FILÉ DE ATUM EM CROSTA DE PISTACHE

dificuldade: fácil

pessoas: 4

preparação: 10 minutos

cozimento: 10 minutos

Ingredientes:

800 g de atum em 4 filés

4 colheres de sopa de azeite extra virgem

200 g de pistache picado

Sal a gosto.

pimenta a gosto.

Preparação

Despeje o azeite, o sal e a pimenta em uma tigela e os pistaches picados em outra. Bata bem o azeite para obter uma mistura bem misturada.

Usando um pincel, pincele um filé de atum sem pele e desossado por todos os lados com o óleo aromatizado. Passe imediatamente no pistache picado, virando para que fique coberto por todos os lados. Repita com os outros filés. Leve ao lume uma frigideira antiaderente onde deverá deitar o azeite que sobrou da marinada. Se estiver pronto, porém, unte a panela com uma colher de óleo. Aqueça o azeite, coloque os filés por cima e cozinhe por 1 a 2 minutos de cada lado. Dependendo do tempo de cozimento, o peixe derreterá mais ou menos ao ser cortado. No final, aliás, o interior ainda deve estar vermelho, enquanto as partes externas devem estar mais cozidas. Disponha os filés em travessas e sirva na mesa, boa refeição!

OMELETE DE ESPINAFRE
SEM OVOS

dificuldade: fácil

pessoas: 4

preparação: 10 minutos

cozimento: 30 minutos

Ingredientes:

180 g de espinafre fresco

120 g de farinha de grão de bico

240 ml de água

1 colher de chá de sal

1/2 colher de chá de bicarbonato de sódio

1/2 colher de chá de cúrcuma

azeite extra virgem

Preparação

Primeiro, cozinhe o espinafre. Podem ser utilizados frescos e congelados, o importante é que a água da vegetação evapore bem. Depois de cozidos, transfira-os para uma tábua e pique-os com uma faca. Numa tigela, misture a farinha de grão de bico, o sal, o bicarbonato de sódio e uma pitada de açafrão a gosto para dar a característica cor amarela brilhante. Despeje lentamente a água até obter uma massa, mexendo com um batedor para evitar grumos. Em seguida adicione o espinafre e misture novamente. Aqueça uma frigideira antiaderente de 22cm de diâmetro e unte levemente. Em seguida, despeje a massa e cozinhe por 810 minutos de cada lado, virando com a ajuda de uma tampa ou prato. Sirva quente ou em temperatura ambiente. Desfrute de sua refeição!

CACCIATORA ESTILO GUINÉ COM AZEITONAS

dificuldade: fácil

pessoas: 4

preparação: 15 minutos

cozinhando: 90 minutos

Ingredientes:

1 pintada, 1 cebola pequena

2 dentes de alho

1 raminho de alecrim

2 folhas de sálvia

1 lata de polpa de tomate

1 copo de vinho branco seco

4 colheres de sopa de óleo

Sal a gosto. pimenta a gosto

Preparação

Primeiro verifique se a pintada está bem limpa e, se necessário, doure as penas no fogão. Em seguida, enxágue em água corrente e seque com papel de cozinha antes de cortá-lo em pedaços. Pique finamente a cebola, o alho, o alecrim e a sálvia e doure-os numa frigideira com azeite. Adicione a carne e, depois de dourar por todos os lados, acrescente o vinho branco. Quando não sentir mais o cheiro do álcool que sai da fumaça da panela, acrescente a polpa de tomate, uma pitada de sal e comece a cozinhar a carne que continuará por 1 hora e meia. Mexa de vez em quando e, se o molho secar muito, ajuste a consistência com água quente ou caldo. Apenas 10 minutos antes do final do cozimento, acrescente as azeitonas verdes. Servir quente. Desfrute de sua refeição!

CHOCOS E ALCACHOFRAS

dificuldade: fácil

pessoas: 4

preparação: 15 minutos

cozimento: 30 minutos

Ingredientes:

800 g de choco

4 alcachofras

1 dente de alho

2 filés de anchova

1/2 copo de vinho branco

3 colheres de sopa de azeite

Sal a gosto.

pimenta a gosto

1/2 limão

1 colher de sopa de salsa picada

Preparação

Limpe primeiro as alcachofras: retire as pontas, a camada externa das folhas e afine o caule. Com a ajuda de uma colher, retire também a barba interna e depois proceda ao corte, lembrando que quanto mais finas forem, mais cedo irão cozinhar. Em seguida, divida-os em quatro e depois novamente ao meio, colocando-os assim que estiverem prontos em uma tigela com água e limão. Entretanto, numa frigideira aqueça o azeite com o dente de alho e os filés de anchova, mexendo para derreter estes últimos.

Adicione os chocos (se forem chocos inteiros e vice-versa corte-os em pedaços) e cozinhe-os durante 5 minutos. Junte as alcachofras, junte o vinho branco e cozinhe com a tampa tapada durante 20 minutos ou até os chocos ficarem macios. Se necessário, adicione algumas colheres de água para ferver tudo, e não se esqueça de adicionar sal e pimenta no final. Sirva quente, complementando com uma pitada de salsa fresca picada. Desfrute de sua refeição!

HAMBÚRGUER DE COUVE-FLOR

dificuldade: fácil

pessoas: 4

preparação: 15 minutos

cozimento: 30 minutos

Ingredientes:

1 couve-flor média

1 ovo

100 g de pão ralado

2 colheres de sopa

de parmesão ralado

azeite extra virgem

Sal a gosto.

ervas aromáticas a gosto (opcional)

Preparação

Primeiro, retire os floretes da couve-flor e lave-os em água corrente. Em seguida, leve uma panela cheia de água com sal para ferver e cozinhe por 1.015 minutos, até ficarem macios. Em seguida, escorra-os e transfira-os para uma tigela. Amasse-os com um garfo e deixe esfriar antes de prosseguir com o preparo. Agora só falta adicionar o ovo, o pão ralado, o parmesão e possivelmente as especiarias ou ervas aromáticas. Misture até obter uma mistura ligeiramente pegajosa e que grude facilmente. Caso contrário, adicione mais pão ralado aos poucos. Dê hambúrgueres do tamanho que desejar. Aqueça uma frigideira antiaderente, unte levemente e cozinhe os hambúrgueres de couve-flor por 5 minutos de cada lado, virando-os delicadamente na metade do cozimento. Em seguida, sirva-os depois de esfriarem com um acompanhamento de sua escolha. Desfrute de sua refeição!

ALCACHOFRAS RECHEADAS SEM CARNE

dificuldade: fácil

pessoas: 4

preparação: 30 minutos

cozimento: 40 minutos

Ingredientes:

8 alcachofras grandes

60 g de pão ralado

80g de queijo ralado

azeite extra virgem a gosto

salsa a gosto

caldo de legumes a gosto

Sal e pimenta a gosto.

1 dente de alho, 1 limão

Preparação

Primeiro limpe as alcachofras. Neste caso, porém, é preciso retirar a parte dura (ou espinhosa), cortar o caule e depois deixar o vegetal inteiro para que possa ser recheado. Faça um sulco no centro pressionando com os dedos e retire também a barba das alcachofras e depois, enquanto prepara o recheio, deixe-as em uma bacia com água com suco de limão para que não escureçam. Agora em uma tigela prepare o recheio das alcachofras recheadas. Misture 2/3 da farinha de rosca com o queijo. Em seguida, pique finamente a salsa e o dente de alho sem o caroço (se não gostar pode facilmente omitir o alho) e coloque na tigela com o azeite, o sal, a pimenta e algumas gotas de limão a gosto. Misture tudo e use como recheio. Recheie as alcachofras com a mistura previamente preparada, certificando-se de que esteja suficientemente húmida, depois coloque-as num tabuleiro ou assadeira antiaderente, complete com o restante pão ralado, um fio de azeite e leve ao forno a 180°C durante aproximadamente 2025 minutos. . Se o segundo prato vegetariano ficar muito seco, polvilhe-o com uma ou duas conchas de caldo de legumes quente. Desfrute de sua refeição!

PANQUECAS DE CENOURA

dificuldade: fácil,

pessoas: 4

preparação: 30 minutos

cozinhando: 5 minutos

Ingredientes:

4 cenouras, 2 ovos

2 colheres de sopa de farinha 0

2 colheres de sopa de parmesão ralado

3 colheres de sopa de salsa picada

1/4 cebola branca

óleo de semente de girassol a gosto

Sal a gosto.

pimenta a gosto.

Preparação

Limpe as cenouras, descasque-as, lave-as e pique-as na batedeira, depois transfira-as para uma tigela grande. Limpe também um quarto da cebola branca e pique também no liquidificador. Adicione a cebola picada às cenouras e misture com uma colher para misturar melhor estes ingredientes. À parte, bata os ovos com a farinha e o Grana Padano ralado. Tempere com sal e pimenta e bata vigorosamente para evitar a formação de grumos. Adicione as cenouras picadas e a salsa. Misture bem para combinar todos os ingredientes. Pegue uma panela com fundo raso e aqueça 23 colheres de sopa de óleo de semente de girassol no fogo.

Despeje a mistura de cenoura com uma colher criando panquecas bem espaçadas. Cozinhe em óleo fervente por cerca de 34 minutos e depois vire as panquecas com uma espátula. Continue cozinhando do outro lado para dourar uniformemente. Transfira as panquecas cozidas para um prato coberto com papel toalha. Continue cozinhando até que a massa acabe. Sirva as panquecas bem quentes e boa refeição!

ESPETADOS DE FRANGO DE SOJA

dificuldade: fácil:

pessoas: 4

preparação: 20 minutos

cozinhando: 15 minutos

Ingredientes:

600g de peito de frango

50 ml de molho de soja

10g de açúcar

25 ml de vinho branco

5 g de farinha 00

Preparação

Comece lavando o peito de frango em água fria corrente. Corte em cubos, retirando todos os ossos e partes gordurosas da carne.

Forme os espetos e prepare a cobertura de soja. Numa tigela misture o molho de soja com o açúcar, o vinho e a farinha peneirada. Transfira para uma panela e leve ao fogo. Cozinhe em fogo médio, mexendo sempre até que o açúcar esteja completamente dissolvido. Deixe engrossar e pincele os espetos com o molho por todos os lados. Transfira os espetos para um tabuleiro forrado com papel manteiga e leve ao forno pré-aquecido a 200°C durante 20 minutos (os últimos 5 minutos no modo grill), tendo o cuidado de os virar a meio da cozedura para obter uma cozedura uniforme. Retire do forno e sirva os espetos de frango. Desfrute de sua refeição!

ALMÔNDEGAS DE BERINJELA E LENTILHA

dificuldade: fácil, pessoas: 4

preparação: 20 minutos

cozimento: 35 minutos

Ingredientes:

2 abobrinhas

250 g de lentilhas vermelhas

1 cenoura.

1 chalota

farinha de milho a gosto,

sal a gosto.

azeite extra virgem a gosto

Comece por descascar as abobrinhas e depois lave-as em jato frio, seque-as e cozinhe no vapor para amolecê-las. Em outra panela, cozinhe as lentilhas seguindo as instruções da embalagem. Na batedeira, pique finamente a cebola e a cenoura. Depois de cozidos, bata as lentilhas e as abobrinhas até obter uma mistura homogênea. Adicione a cenoura picada e a cebola e tempere com sal. Com as mãos molhadas ou com a ajuda de uma colher, modele as bolinhas, passe-as na farinha de milho e coloque-as num tabuleiro forrado com papel manteiga. Pincele os bolinhos de lentilha sem batatas com um fio de azeite e leve ao forno pré-aquecido a 180°C por 15 minutos. Depois de cozido, retire do forno e sirva as almôndegas de lentilha veganas assadas com acompanhamento de legumes na salada, bom apetite!

COSTELETAS DE COUVE-FLOR

dificuldade: fácil

pessoas: 4

preparação: 15 minutos

cozinhando: 15 minutos

ingredientes:

1 couve-flor

farinha a gosto

2 ovos

pão ralado a gosto

Sal a gosto.

óleo de semente para fritar a gosto

Preparação

Primeiro limpe a couve-flor retirando as folhas e lavando-a em água corrente. Usando uma faca afiada, corte em fatias com a espessura de um dedo. Passe-os primeiro na farinha, depois nos ovos batidos levemente salgados e por último na farinha de rosca. Quando estiverem prontos, coloque-os em um prato. Numa frigideira, aqueça uma gota de óleo de semente e frite as rodelas de couve-flor empanadas durante 15 minutos, virando-as de vez em quando. Depois de prontos, escorra-os com uma escumadeira e passe-os sobre papel absorvente antes de servir. Para preparar as costeletas de couve-flor assadas, coloque-as depois de empanadas num tabuleiro forrado com papel manteiga. Tempere-os com um fio de azeite e cozinhe a 180°C durante 35 minutos. Servido na mesa, boa refeição!

OMELETA COM FAVA ERVILHAS E FEIJÕES

dificuldade: fácil

pessoas: 4

preparação: 10 minutos

cozimento: 30 minutos

Ingredientes:

200 g de favas

200g de ervilhas

200 g de feijão verde

5 ovos orgânicos

50g de queijo ralado

1 dente de alho

caldo de legumes a gosto

Sal a gosto. pimenta a gosto.

azeite extra virgem a gosto

Preparação

Comece pegando as vagens de ervilha e retirando-as com cuidado e colocando-as em uma tigela. Proceda da mesma forma com o feijão, colocando-o em outro recipiente. Lave bem o feijão verde, retire as pontas e coloque-o numa terceira tigela. Descasque o alho, pegue uma frigideira antiaderente de 22 cm de diâmetro e depois de colocar um fio de azeite doure. Quando esta estiver dourada, retire-a e coloque as ervilhas na frigideira, deixando cozinhar por 5 minutos. Passado o tempo, adicione uma concha de caldo de legumes e insira as favas, deixando-as de molho por mais 5 minutos. Adicione outra concha de caldo e acrescente também o feijão verde.

Tempere tudo com sal e pimenta e cozinhe por mais 10 minutos, deixando o caldo evaporar sem parar de mexer. Quando os legumes estiverem cozidos, desligue o fogo, pegue uma tigela e bata os ovos com sal e pimenta, acrescentando o queijo ralado. Adicione os vegetais quentes à mistura de ovo e queijo e misture até ficar homogêneo. Adicione outro fio de azeite na panela onde cozinhou os legumes e despeje a mistura nela, cobrindo-a com uma tampa. Cozinhe por cerca de cinco minutos e quando a mistura começar a engrossar vire a omelete e deixe cozinhar por mais cinco minutos. A omelete com favas, ervilhas e feijão verde na frigideira está finalmente pronta para ser degustada. Desfrute de sua refeição!

HAMBÚRGUER DE LENTILHA

dificuldade: fácil

pessoas: 2

preparação: 10 minutos

cozimento: 10 minutos

Ingredientes:

200g de lentilhas em lata

1 fatia de pão integral

1 cebola

1/2 cenoura

azeite extra virgem a gosto

Sal a gosto. pimenta a gosto.

1 colher de chá de páprica doce

Preparação

Prepare um refogado com cenoura e cebola picadinhas. Cozinhe com azeite e acrescente as lentilhas. Deixe temperar com sal e pimenta por cinco minutos e depois desligue o fogo. No liquidificador, parta o pão integral embebido em água e bata junto com as lentilhas. Adicione a páprica e um fiozinho de azeite virgem extra. Misture novamente até obter uma mistura bastante compacta. Trabalhe a mistura obtida com as mãos e dê-lhe o formato clássico de vários discos redondos. Aqueça uma frigideira antiaderente, unte com um pouco de óleo e cozinhe os hambúrgueres. Doure-os por alguns minutos de cada lado para formar uma crosta. Os hambúrgueres de lentilha estão prontos! Você pode acompanhá-los com uma salada de folhas de cenoura crua temperada com azeite, sal, limão e pimenta malagueta, ou saboreá-los dentro de um sanduíche com alface, cebola e tomate. Desfrute de sua refeição!

ENCHILADAS VEGETARIANAS MEXICANAS COM FEIJÃO E LEGUMES

dificuldade: fácil

pessoas: 4

preparação: 30 minutos

cozimento: 40 minutos

Ingredientes:

2 latas de feijão preto

1 pimenta vermelha

100g de milho em lata

1 lata de tomate pelado, 1 cebola

1 colher de chá de cominho

pimenta a gosto

200g de queijo cheddar

1 dente de alho

tortilhas de azeite extra virgem a gosto

Preparação

Primeiro lave a pimenta, retire o miolo, as sementes e os filamentos internos e corte-a em pedaços de cerca de meio centímetro de cada lado. Numa panela aqueça o azeite e doure a cebola picada com uma faca e uma pitada de sal. Em seguida, adicione a pimenta e o milho bem escorrido e cozinhe por 1.015 minutos. Escorra o feijão e junte aos legumes, temperando com cominho e deixando tudo levemente picante com um pouco de pimenta. Deixe agir por 5 minutos. Entretanto, pique o alho e doure-o com o azeite e a malagueta numa frigideira separada.

Adicione os tomates e amasse com um garfo, cozinhando tudo por cerca de dez minutos. Tempere com sal e bata tudo no liquidificador de imersão. Agora que todos os ingredientes estão prontos, só falta montar tudo: dividir o recheio nas tortilhas e enrolar. Quando estiverem prontos, coloque-os em uma assadeira com o selo voltado para baixo. Distribua o molho previamente preparado e complete o queijo ralado com um ralador de furos grandes. Você pode usar o que quiser, desde que seja pegajoso. Em seguida, leve ao forno a 200°C por 20 minutos e sirva quente, aromatizado a gosto com salsa fresca picada. Desfrute de sua refeição!

OMELETE DE PIMENTA E ABOBRINHA

dificuldade: fácil

pessoa: 4

preparação: 15 minutos

cozimento: 30 minutos

Ingredientes:

1 abobrinha

1 pimenta vermelha

6 ovos orgânicos

3 colheres de sopa de parmesão

2 colheres de sopa de leite

azeite extra virgem a gosto

venda a gosto pimenta a gosto

Preparação

Primeiro, lave bem os legumes. Retire as pontas das abobrinhas, corte-as ao meio no sentido do comprimento e depois em pedaços. Limpe também a pimenta das sementes e dos filamentos brancos internos e corte-a em 4 fatias e depois corte-a em tiras bastante finas. Numa frigideira de 24 cm aqueça um fio generoso de azeite e acrescente os legumes, cozinhando-os em fogo alto por cerca de dez minutos. Só por último tempere com sal e pimenta. À parte, bata os ovos com o sal, o parmesão e uma ou duas colheres de leite. Despeje sobre os legumes e feche com a tampa. Deixe a omelete cozinhar em fogo médio por 10 minutos e depois, quando a superfície engrossar um pouco, vire-a com a ajuda de um prato ou da tampa. Continue cozinhando por mais alguns minutos e sirva. Desfrute de sua refeição!

TORTA DE BATATA E PRESUNTO

dificuldade: fácil

pessoas: 4

preparação: 10 minutos

cozimento: 30 minutos

Ingredientes:

1kg de batatas

2 ovos orgânicos

150 gramas de mussarela

150 g de presunto cozido

50g de parmesão ralado

30 g de manteiga, sal a gosto

pimenta a gosto pão ralado a gosto

Preparação:

Comece por colocar as batatas em água a

ferver e deixe cozinhar durante cerca de 20 minutos. Passado o tempo, escorra-os e descasque-os, amassando-os logo a seguir com um espremedor de batatas. Transfira o purê obtido para uma tigela grande e tempere com pimenta, sal e parmesão. Misture bem, acrescente os ovos e a manteiga sem parar de misturar os ingredientes. Quando a mistura parecer bem misturada, pegue uma assadeira forrada com papel manteiga e use metade dela para criar uma primeira camada. Corte a mussarela e o presunto em cubos e coloque-os na panela, cobrindo-os com a outra metade da mistura de batata. Cubra tudo com farinha de rosca e leve ao forno pré-aquecido a 180°C por cerca de 30 minutos. Após este tempo, retire do forno o pudim de batata com presunto e queijo cozido e sirva ainda quente, bom apetite!

BACALHAU COM PERAS

dificuldade: fácil

pessoas: 4

preparação: 15 minutos

cozimento: 40 minutos

Ingredientes:

1 kg de bacalhau demolhado

700 g de peras maduras

700g de batatas

50 g de azeitonas verdes sem caroço

20 g de alcaparras

20g de passas

20 g de pinhões

100 g de purê de tomate

salsa a gosto pimenta malagueta a gosto

azeite a gosto

Sal a gosto. pimenta a gosto.

Preparação

de bacalhau com peras Pegue o bacalhau, corte-o em rodelas aproximadamente do mesmo tamanho, coloque-os numa panela, cubra com água fria e leve ao fogo. Feche a tampa, reduza o fogo e cozinhe por 10 minutos. Escorra o peixe e deixe escorrer bem. Pegue as batatas, descasque-as, lave-as e corte-as em rodelas não muito grossas. Limpe também as peras e corte-as em cubos. Despeje algumas colheres de azeite em uma panela, acrescente as batatas, as peras e tempere com um pouco de pimenta a seu gosto. Deixe aromatizar por alguns minutos em fogo médio.

Em seguida, adicione as azeitonas cortadas em rodelas ou picadas, as passas demolhadas alguns minutos e bem espremidas, os pinhões, a salsa picada e o puré de tomate. Molhe tudo com um pouco de água (cerca de meio copo) e cozinhe por cerca de vinte minutos desde a fervura. Após este tempo, adicione o bacalhau cortado em cubos, e baixe o lume, tendo o cuidado de misturar de vez em quando. Depois de cozido polvilhe com pimenta e tempere com sal se necessário. Sirva imediatamente, boa refeição!

SALADA DE MARISCO COM MEXILHÕES E AIPO

dificuldade: fácil

pessoas: 4

preparação: 10 minutos

cozimento: 10 minutos

Ingredientes:

2 kg de mexilhões

1 aipo grande inteiro

azeite extra virgem a gosto

1 limão não tratado

pimenta preta a gosto

Sal a gosto.

Preparação

Simples e rápida, esta receita vai permitir-lhe saborear uma nova versão da clássica salada de marisco, com mexilhões e aipo. O fundamental é garantir que os moluscos sejam limpos corretamente: depois liberte-os da rede de conservação e lave-os em água corrente, coçando bem, um mexilhão de cada vez. Remova os mexilhões danificados. Enquanto isso, coloque uma panela bem grande e espaçosa no fogo e adicione bastante água. Depois de limpar e preparar todos os mexilhões, jogue-os na panela e ferva por cerca de 10 minutos.

minutos, depois escorra e deixe os moluscos esfriarem, tomando cuidado para retirar as cascas que ainda estejam fechadas. Enquanto os mexilhões esfriam, limpe o aipo, retire a parte mais dura e pegajosa e corte em rodelas não muito finas. À parte, esprema o suco de um limão inteiro, lavado e possivelmente sem tratamento, para obter uma pequena quantidade de raspas finas da casca, usando um ralador. Pegue uma tigela grande, acrescente o aipo e tempere com azeite extra virgem, sal, pimenta e suco de limão e misture bem. Pegue os mexilhões já quentes e junte-os ao aipo temperado, misture novamente e enriqueça com as raspas de limão. O prato está pronto e a adição de raspas de limão é perfeita, boa refeição!

FILÉ DE PORCO
COM PÊSSEGOS

dificuldade: fácil

pessoas: 4

preparação: 30 minutos

cozimento: 20 minutos

Ingredientes:

1 filé de porco

6 lindos pêssegos maduros

mas não muito macio

ervas aromáticas a gosto

1 colher de chá de iogurte

branco sem açúcar

tomilho seco a gosto

Sal a gosto. pimenta a gosto.

Preparação

Primeiro lave bem os pêssegos, corte-os ao meio, retire o caroço central, depois corte os pêssegos em rodelas e depois em cubos. Numa assadeira grande coloque quatro pêssegos cortados em rodelas com o tomilho, depois acrescente o filé de porco cortado em medalhões, tempere com azeite, sal e pimenta, cubra com filme plástico e deixe descansar na geladeira por uma hora. Depois que a carne descansar, despeje um fiozinho de azeite em uma panela com laterais baixas, leve ao fogo e aqueça. Cozinhe os medalhões de porco por 45 minutos de cada lado, depois adicione os gomos de pêssego da marinada e cozinhe por mais alguns minutos. Misture os outros dois pêssegos com o iogurte e sirva o filé como desejar com os pêssegos grelhados e o molho. Desfrute de sua refeição!

BERINGELAS RECHEADAS COM ATUM

dificuldade: fácil

pessoas: 4

preparação: 30 minutos

cozimento: 10 minutos

Ingredientes:

4 berinjelas

500 g de tomate cereja

1 dente de alho

4 colheres de sopa de azeite

400 g de atum em lata

2 colheres de sopa de alcaparras em conserva

Sal a gosto. manjericão a gosto

80 g de pecorino ralado

100 g de scamorza

Preparação

da receita de beringelas recheadas com atum
Comece lavando e secando cuidadosamente
os legumes. Retire a extremidade superior,
que é dura, e corte-as em duas partes iguais,
no sentido do comprimento. Com uma colher
de chá ou uma faca afiada, retire toda a
polpa das beringelas, deixando uma borda de
1cm. Recolha a polpa sobre uma tábua e
pique-a grosseiramente com uma faca.
Aqueça uma frigideira antiaderente e
transfira a polpa vegetal para ela. Mexa
ocasionalmente durante o cozimento.
Quando começar a dourar, adicione sal e
cubra com duas colheres de azeite. Depois de
cozido, desligue. Ferva as "cascas" de
berinjela em uma panela cheia de água e sal
por 3 minutos em fogo moderado. Despeje o
atum em um prato e parta-o em pedaços.

Lave e corte os tomates cereja em cubos, pique as alcaparras e corte a scamorza em cubos. Adicione estes ingredientes ao atum, juntamente com a polpa de beringela cozida, e misture. Despeje duas colheres de sopa de óleo em uma panela e adicione um dente de alho. Espalhe o tempero nas cascas da berinjela e coloque-as na frigideira. Tempere com sal e polvilhe com pecorino ralado, tampe e cozinhe por 5 minutos em fogo baixo. Depois de cozido, desligue e sirva decorado com folhas de manjericão. Desfrute de sua refeição!

PIMENTAS RECHEADAS COM QUINOA E LEGUMES

dificuldade: fácil

pessoas: 10

preparação: 20 minutos

cozimento: 40 minutos

Ingredientes:

8 pimentões vermelhos e amarelos redondos

810 colheres de sopa de quinoa (sem glúten)

810 colheres de sopa de bulgur

16 azeitonas verdes sem caroço

2 pimentões pequenos, 2 abobrinhas

azeite extra virgem sal a gosto.

Preparação

pimentões recheados com quinoa e sem carne
Para preparar pimentões recheados
vegetarianos, lembre-se antes de tudo que o
bulgur contém glúten e, portanto, não é
adequado para celíacos. Se necessário, pode-
se usar apenas a quinoa ou substituí-la por
outro cereal. Cozinhe o cereal seguindo as
instruções das caixas. Corte as abobrinhas e
a pimenta malagueta em cubos e as azeitonas
em rodelas. Escorra os cereais e acrescente
os legumes. Corte os pimentões tirando a
tampa (deixe-a de lado para fechá-los), e
retire as sementes e a parte branca interna.
Recheie-os com azeite e sal a seu gosto e
feche-os com as tampas dos vegetais.

Leve os pimentões ao forno em uma tigela e cozinhe por aproximadamente 2.025 minutos, até murcharem. Se usar pimentões menores, lembre-se que obviamente eles cozinham em menos tempo, embora, claro, tudo dependa do seu gosto. Por outro lado, para pimentões maiores, o tempo de cozimento pode aumentar alguns minutos. A escolha é sua. Sirva seus pimentões recheados leves bem quentes. Desfrute de sua refeição!

FRANGO COM PIMENTAS

dificuldade: fácil

pessoas: 4

preparação: 15 minutos

cozinhando: 45 minutos

Ingredientes:

1,5 kg de peito e asas de frango

3 pimentões amarelos e vermelhos

2 tomates

2 dentes de alho

1 copo de vinho branco

azeite extra virgem a gosto

Sal a gosto. pimenta a gosto,

salsa a gosto

1/2 colher de sopa de açúcar

Preparação

Comece limpando os pimentões amarelo e vermelho, retirando o caule, as sementes e todas as partes brancas internas e depois cortando-os em tiras. Lave também os tomates cereja e corte-os em pedaços. Se tiver tempo, retire a casca dos tomates, pois eles derretem durante o cozimento, o que pode ser desagradável na boca. O procedimento é muito simples: corte-os em cruz, mergulhe-os em água fervente por apenas 30 segundos e depois escorra-os com uma escumadeira. Deixe esfriar e veja que a pele descasca imediatamente. Coloque o frango numa frigideira antiaderente, depois de aquecer algumas colheres de azeite virgem extra com dois dentes de alho.

O marrom forma a crosta externa da carne.
Quando a temperatura estiver alta,
acrescente um copo de vinho branco e
acrescente os pimentões e os tomates cereja.
Sal e pimenta a gosto e acrescente meia
colher de chá de açúcar, para tirar a acidez
do tomate. Se desejar, você também pode
adicionar ervas aromáticas ao cozimento.
Cozinhe com tampa por pelo menos 45
minutos e, quando estiver pronto, sirva bem
quente com salsa fresca. Nosso frango está
pronto. Desfrute de sua refeição!

ESTURJÃO DE PERU

COM LEGUMES

dificuldade: fácil, pessoas: 4

preparação: 10 minutos

cozinhando: 90 minutos

Ingredientes:

1 kg de peru

Sal a gosto. pimenta a gosto.

1 talo de aipo 1 cenoura

100 g de feijão vermelho

1 raminho de sálvia e alecrim a gosto

5 dentes, noz-moscada a gosto

Preparação

Pegue a parte do peru, lave e limpe a carne por dentro e por fora, retirando as entranhas.

Você pode pedir ao seu açougueiro para limpar a carne. Estenda um pano fino e um pano de prato e coloque a carne por cima. Complete com ervas aromáticas, como sálvia, cravo, alecrim, noz-moscada e pimenta. Limpe e lave os vegetais e legumes, como feijão vermelho, cenoura e aipo, e adicione-os também. Tempere com sal e cubra com um pano. Encha uma panela com água e salgue. Mergulhe o peru dentro e deixe ferver no fogo por 1 hora e meia. Decorrido o tempo de cozimento, transfira tudo para uma gradinha. Deixe o conteúdo esfriar completamente. Em seguida, abra a toalha e transfira o peru para uma travessa para cortar em porções, retirando também os ossos. Alternativamente, você também pode apresentá-lo para toda a mesa. Distribua a polpa em pratos e acompanhe com os legumes. Desfrute de sua refeição!

ROLOS DE FRANGO COM PESTO

dificuldade: fácil

pessoas: 4

preparação: 15 minutos

cozimento: 20 minutos

Ingredientes:

8 fatias de peito de frango

150 g de pesto genovês

pão ralado a gosto

azeite a gosto

farinha a gosto

Sal a gosto.

pimenta a gosto.

Preparação

alguns rolinhos de frango com pesto Pegue as rodelas de frango, coloque-as sobre uma tábua e amasse levemente com um martelo de carne. Espalhe uma generosa camada de pesto genovês nas fatias. Enrole as fatias e prenda-as com a ajuda de palitos para bloquear as bordas da carne. Agora coloque um pouco de pão ralado e farinha num prato, tempere com sal e pimenta e misture. Mergulhe os rolinhos de frango na mistura de pão e farinha até ficarem completamente cobertos. Pegue uma assadeira e unte o fundo com algumas colheres de óleo. Leve a panela ao fogo, aqueça o azeite em fogo baixo e coloque os rolinhos por cima. Continue cozinhando até que a carne esteja dourada. Se quiser obter um molho leve pode adicionar uma gota de água durante a cozedura, uma verdadeira iguaria, bom apetite!

TORTA SALGADA COM FEIJÃO VERDE E ZOCQUINA

dificuldade: fácil

pessoas: 8

preparação: 15 minutos

cozinhando: 55 minutos

Ingredientes:

6 ovos orgânicos

120 g de farinha 00

400 g de abobrinha

150 g de feijão verde

300 g de queijo para barrar

80 g de parmesão ralado

1 dente de alho

1 saqueta de fermento para bolos salgados

azeite extra virgem a gosto

Sal a gosto. pimenta a gosto.

Preparação

da receita de torta salgada com feijão verde e abobrinha Comece lavando e limpando o feijão verde e depois cortando-o em pedaços. Lave também as abobrinhas, corte algumas rodelas para reservar e rale o restante, despejando em uma tigela. Pegue uma frigideira antiaderente, unte com um fio de azeite e depois de descascar o alho doure-o. Quando o alho ficar dourado, coloque o feijão verde picado na panela e cozinhe por 5 minutos, depois deixe esfriar em um prato sem o alho. Pegue uma tigela grande e misture os ovos com o parmesão, a farinha, o fermento e a abobrinha ralada.

Mexa para combinar todos os ingredientes e adicione o queijo e o feijão verde. Tempere tudo com sal e pimenta e continue mexendo até obter uma mistura lisa e homogênea. Pegue uma forma de 22 cm de diâmetro, enfarinhe e despeje a mistura nela. Farinha levemente com farinha as fatias de abobrinha previamente reservadas e coloque-as sobre a mistura. Leve tudo ao forno pré-aquecido a 180°C e deixe por cerca de 45 minutos. Passado o tempo, retire o bolo do forno e deixe esfriar alguns minutos antes de servir. Desfrute de sua refeição!

SALADA DE MOSCARDINI E FEIJÃO VERDE

dificuldade: fácil

pessoas: 4

preparação: 10 minutos

cozimento: 35 minutos

Ingredientes:

800 g de feijão verde

300 g de polvo

150 g de atum em óleo

1 dente de alho

azeite extra virgem a gosto

vinagre a gosto limão a gosto

pimenta a gosto

Sal a gosto. pimenta a gosto.

Preparação

da receita de salada de polvo e feijão verde,
Comece por pegar numa panela grande,
deite um pouco de água com uma pitada de
sal e deixe ferver. Enquanto isso, lave e limpe
o feijão verde e quando a água ferver
coloque-o na panela e cozinhe por 15
minutos, escorrendo-o e reservando-o
quando estiver pronto. Entretanto, lave e
limpe o polvo, pegue noutra panela e
cozinhe-os em água a ferver e sumo de limão,
novamente durante 15 minutos. Passado o
tempo, escorra o polvo e corte os maiores ao
meio. Você pode deixar os pequeninos
inteiros. Quando estiver pronto, reserve-os.
Pegue outra panela e

despeje um fiozinho de vinagre, um pouco de pimenta malagueta e o dente de alho descascado, mas ainda inteiro. Leve tudo para ferver e deixe evaporar por alguns minutos. Feito isso, desligue o fogo e retire o alho. Numa tigela grande, escorra o atum e junte ao polvo e ao feijão verde. Tempere tudo com um fio de azeite, vinagre aromatizado na hora e sal e pimenta a seu gosto. Misture tudo e leve à geladeira até a hora de servir. O prato está pronto para ser degustado assim que sair da geladeira ou deixar alguns minutos em temperatura ambiente. Desfrute de sua refeição!

FRANGO COM MOLHO DOCE E AZEDO

dificuldade: fácil

pessoas: 4

preparação: 30 minutos

cozimento: 30 minutos

Ingredientes:

400g de peito de frango

1 pimenta vermelha

3 fatias de abacaxi

2 colheres de sopa de azeite extra virgem

1 colher de sopa de pasta de tomate

150g de açúcar

150 g de vinagre de vinho branco

250 g de água 150 g de farinha

Sal a gosto. óleo para fritar a gosto

Preparação

Receita de frango agridoce Comece preparando o molho agridoce colocando 50 ml de água e o açúcar em uma panela e deixando dissolver. Deixe ferver e acrescente o vinagre e a pasta de tomate, mexendo até que este se dissolva. Desligue e reserve. Corte o peito de frango em pedaços de cerca de 1,5 cm de cada lado. Prepare uma massa com água e farinha, adicione sal e mergulhe os pedaços de frango aos poucos, drenando o excesso de massa. Frite em bastante óleo de semente até ficarem crocantes, depois escorra com uma escumadeira e passe sobre papel absorvente.

Numa wok aqueça o azeite e acrescente os pimentões lavados, limpos e cortados em cubos aproximadamente do mesmo tamanho do frango. Refogue por alguns minutos e depois acrescente o abacaxi cortado em pedaços do mesmo tamanho. Em seguida, acrescente o frango e assim que o trabalho esquentar acrescente o molho agridoce, salteando tudo por alguns minutos. Sirva quente com arroz ao lado. Desfrute de sua refeição!

MORDIDA DE FRANGO TAILANDÊS COM CURRY E LEITE DE COCO

dificuldade: fácil

pessoas: 4

preparação: 15 minutos

cozimento: 25 minutos

Ingredientes:

400g de peito de frango

1 lata de leite de coco

farinha a gosto sal a gosto.

1 dente de alho

1 dedo de gengibre

2 colheres de chá de curry

1 ramo de salsa

2 colheres de sopa de óleo de semente

Preparação

Primeiro prepare os nuggets de frango cortando-os em pedaços. Passe-os na farinha, retire o excesso e reserve. Num tacho, aqueça o óleo de sementes e doure o alho amassado, o gengibre descascado e ralado e o caril com o utensílio adequado. Em seguida, adicione o frango e doure em fogo médio por alguns minutos. Cubra com leite de coco e continue cozinhando pelos próximos 20 minutos, acrescentando sal a gosto. Depois de cozido, complete com uma pitada de salsa e sirva. Desfrute de sua refeição!

OMELETA COM AGRETTI

dificuldade: fácil

pessoas: 4

Preparação: 25 minutos

cozinhando: 15 minutos

Ingredientes:

5 ovos

200 g de agretti

200 g de ricota fresca

30g de parmesão ralado

azeite extra virgem a gosto

Sal a gosto. pimenta a gosto.

Preparação

da receita de omelete de agretti Pegue o agretti e remova todas as raízes e caules danificados. Lave o agretti frio água corrente e ferva-os em água fervente levemente salgada por 34 minutos. Escorra o agretti e reserve por um momento. Enquanto isso, descasque os ovos em uma tigela grande, bata-os com a ajuda de um batedor e adicione a ricota e o parmesão. Misture bem e depois acrescente o agretti, a pimenta e o sal. Aqueça o azeite em uma frigideira antiaderente e despeje a mistura. Cubra com uma tampa por cerca de dez minutos e cozinhe em fogo baixo. Quando tiver que virar a omelete, sirva-se da tampa. Quando os ovos estiverem cozidos, vire a omelete e cozinhe por mais 5 minutos. Sua omelete com agretti e ricota está pronta, boa refeição!

RECEITAS LATERAL

281

SALADA DE ESPINAFRE E MORANGO

Tempo de preparo: 10 minutos

Tempo de cozimento: N/A

(receita sem cozimento)

Dose para 2 Pessoas

Ingredientes

200 g de espinafre fresco

150g de morangos fatiados

30 g de nozes torradas

50 g de queijo de cabra esfarelado

2 colheres de sopa de

vinagre balsâmico

2 colheres de sopa de

azeite extra virgem

Sal e pimenta a gosto

Preparação

1. Preparação dos Ingredientes: Lave e seque os espinafres. Lave os morangos, retire os talos e corte-os em rodelas. Torre levemente as nozes em uma frigideira sem óleo até ficarem perfumadas. 2. Monte a Salada: Em uma tigela grande, adicione o espinafre fresco. Disponha as rodelas de morango sobre o espinafre. Polvilhe as nozes torradas e o queijo de cabra esfarelado sobre a salada. 3. Prepare o Molho: Em uma tigela pequena, misture o vinagre balsâmico e o azeite. Adicione sal e pimenta a gosto e misture bem. 4. Tempere a Salada: Despeje o molho sobre a salada antes de servir. Mexa delicadamente para distribuir uniformemente o tempero. 5. Servir: Divida a salada em dois pratos e sirva imediatamente.

BRÓCOLIS COZIDO NO VAPOR COM AMÊNDOAS

Tempo de preparo: 10 minutos

Tempo de cozimento: 57 minutos

Dose para 2 Pessoas

Ingredientes

300g de brócolis cortado em florzinhas

30 g de amêndoas em flocos torradas

1 colher de sopa de azeite extra virgem

Raspas de 1 limão

Sal a gosto

Pimenta conforme necessário

Preparação

1Preparo dos Ingredientes: Lave e corte os brócolis em floretes. Torre levemente as amêndoas em uma frigideira sem óleo até ficarem perfumadas e douradas. 2. Cozinhando os brócolis: Leve uma panela com água e sal para ferver. Coloque os brócolis em uma cesta para cozimento a vapor e coloque-os sobre a água fervente. Cubra com uma tampa e cozinhe no vapor por 57 minutos, até que o brócolis esteja macio, mas ainda crocante. 3. Monte o Prato: Transfira os brócolis cozidos para uma tigela grande. Regue com azeite e misture delicadamente para cobrir uniformemente. 4. Adicione os Temperos e as Amêndoas: Adicione as raspas de limão raladas e misture novamente. Polvilhe as amêndoas torradas sobre os brócolis. 5. Servir: Tempere com sal e pimenta a gosto. Divida os brócolis em dois pratos e sirva imediatamente.

QUINOA COM LEGUMES GRELHADOS

Tempo de preparo: 15 minutos

Tempo de cozimento: 20 minutos

Dose para 2 Pessoas

Ingredientes

100g de quinoa

1 pimentão vermelho cortado em tiras

1 abobrinha cortada em rodelas

1 berinjela pequena cortada em rodelas

1 cebola roxa fatiada

2 colheres de sopa de azeite extra virgem

Suco de 1 limão

Salsa fresca picada a gosto

Sal a gosto Pimenta a gosto

Preparação

1.Preparando a Quinoa: Lave a quinoa em água fria corrente. Em uma panela coloque a quinoa e 200 ml de água. Deixe ferver, reduza o fogo e cubra com uma tampa. Cozinhe por cerca de 15 minutos, até que a quinoa tenha absorvido toda a água e os grãos estejam macios. Retire do fogo e deixe descansar coberto por 5 minutos, depois solte com um garfo. 2. Preparando os Legumes: Pré-aqueça uma grelha ou assadeira em fogo médio-alto. Em uma tigela grande, misture as tiras de pimentão, as rodelas de abobrinha, as rodelas de berinjela e as rodelas de cebola com 1 colher de sopa de azeite, sal e pimenta. Grelhe os vegetais até ficarem macios e com marcas de grelha, cerca de 57 minutos de cada lado. Retire da grelha e deixe esfriar um pouco. 3. Monte o Prato: Em uma tigela grande, misture a quinoa cozida com os legumes grelhados.

ESPARGOS ASSADOS COM PARMESÃO

Tempo de preparo: 10 minutos

Tempo de cozimento: 15 minutos

Dose para 2 Pessoas

Ingredientes

300 g de aspargos frescos

2 colheres de sopa de azeite extra virgem

30g de parmesão ralado

Sal a gosto

Pimenta conforme necessário

Suco de 1/2 limão

Preparação

1.Preparação dos Espargos: Pré-aqueça o forno a 200°C. Lave os aspargos e corte as pontas duras. 2. Tempere os aspargos: Disponha os aspargos em uma assadeira. Polvilhe os aspargos com azeite, sal e pimenta. Misture delicadamente para garantir que os aspargos fiquem uniformemente revestidos com o molho. 3. Cozimento no Forno: Asse os aspargos no forno pré-aquecido por 12-15 minutos ou até ficarem macios e levemente dourados. 4. Adicione o parmesão: Retire a panela do forno. Polvilhe imediatamente os aspargos quentes com o parmesão ralado para que derreta ligeiramente. 5. Tempere com Limão: Polvilhe suco de limão fresco sobre os aspargos para dar um toque de acidez. 6. Servir: Disponha os aspargos em um prato de servir. Sirva imediatamente.

SALADA DE TOMATE E PEPINO

Tempo de preparo: 15 minutos

Tempo de cozimento: N/A

(receita sem cozimento)

Dose para 2 Pessoas

Ingredientes

2 tomates médios, picados

1 pepino grande, cortado em rodelas

1/2 cebola roxa em fatias finas

10 azeitonas pretas, sem caroço

e cortadas ao meio

50 g de queijo feta esfarelado

1 colher de sopa de azeite extra virgem

1 colher de sopa de vinagre de vinho tinto

1/2 colher de chá de orégano seco

Sal a gosto Pimenta a gosto

Preparação

1.Preparação dos Ingredientes: Lave e corte os tomates em cubos. Lave e corte o pepino. Corte a cebola roxa em fatias finas. Pique as azeitonas pretas e corte-as ao meio. Esfarele o queijo feta. 2. Monte a Salada: Em uma tigela grande, misture o tomate, o pepino, a cebola roxa e as azeitonas pretas. 3. Prepare o Molho: Em uma tigela pequena, misture o azeite, o vinagre de vinho tinto, o orégano, o sal e a pimenta. 4. Tempere a Salada: Despeje o molho sobre os ingredientes da saladeira. Misture delicadamente para garantir que todos os vegetais estejam bem temperados. 5. Adicione o queijo feta: Polvilhe o queijo feta esfarelado sobre a salada. 6. Servir: Divida a salada de tomate e pepino em dois pratos e sirva imediatamente. Esta salada de tomate e pepino é um acompanhamento fresco e saboroso, ideal para acompanhar uma refeição de verão ou como aperitivo ligeiro.

CENOURAS ASSADAS
COM MEL E TOMILHO

Tempo de preparo: 10 minutos

Tempo de cozimento: 25 minutos

Dose para 2 Pessoas

Ingredientes

300 g de cenouras baby

1 colher de sopa de mel

2 colheres de sopa de azeite extra virgem

1 colher de sopa de folhas frescas de tomilho

Sal a gosto

Pimenta conforme necessário

Preparação

1. Preparação das Cenouras: Pré-aqueça o forno a 200°C. Lave e seque as minicenouras. Se as cenouras forem grandes, corte-as ao meio no sentido do comprimento. 2. Tempere as cenouras: Em uma tigela grande, misture as cenouras com o azeite, o mel, o tomilho, o sal e a pimenta. Misture bem para garantir que as cenouras fiquem uniformemente revestidas. 3. Asse as cenouras: Disponha as cenouras em uma única camada em uma assadeira. Asse no forno pré-aquecido por 25 minutos, mexendo na metade, até as cenouras ficarem macias e levemente caramelizadas. 4. Servir: Transfira as cenouras assadas para uma travessa. Sirva imediatamente. Este acompanhamento de cenoura assada com mel e tomilho é doce e aromático, perfeito para acompanhar pratos de carne ou peixe, acrescentando um toque de elegância e sabor à sua refeição.

COUVE-FLOR ASSADA COM CÚRCUMA E COMINHO

Tempo de preparo: 10 minutos

Tempo de cozimento: 25 minutos

Dose para 2 Pessoas

Ingredientes

1 couve-flor pequena, cortada em florzinhas

2 colheres de sopa de azeite extra virgem

1 colher de chá de açafrão em pó

1 colher de chá de cominho em pó

Sal a gosto

Pimenta conforme necessário

Salsa fresca picada para enfeitar

Preparação

1. Preparação da Couve-Flor: Pré-aqueça o forno a 200°C. Lave a couve-flor e corte-a em floretes. 2. Tempere a couve-flor: Em uma tigela grande, misture os floretes da couve-flor com o azeite, açafrão, cominho, sal e pimenta. Misture bem para garantir que as florzinhas fiquem uniformemente revestidas com o tempero. 3. Asse a couve-flor: Disponha os floretes da couve-flor em uma única camada em uma assadeira. Asse no forno pré-aquecido por 25 minutos, mexendo na metade, até a couve-flor ficar macia e dourada. 4. Decore e sirva: Transfira a couve-flor assada para um prato de servir. Decore com salsa fresca picada. Sirva imediatamente. Este acompanhamento de couve-flor assada com açafrão e cominho é saboroso e rico em nutrientes, perfeito para dar um toque picante e colorido à sua refeição.

SALADA DE ESPELTA COM LEGUMES

Tempo de preparo: 15 minutos

Tempo de cozimento: 20 minutos

Dose para 2 Pessoas

Ingredientes

100 g de espelta

150g de tomate cereja cortado ao meio

1 abobrinha média, cortada em cubos

1 cebolinha em fatias finas

2 colheres de sopa de manjericão fresco picado

2 colheres de sopa de vinagre balsâmico

2 colheres de sopa de azeite extra virgem

Sal a gosto Pimenta a gosto

Preparação

1. Preparação da espelta: Lave a espelta em água fria corrente. Em uma panela, leve bastante água com sal para ferver. Adicione a espelta e cozinhe por cerca de 20 minutos ou até ficar macio, mas ainda al dente. Escorra a espelta e deixe esfriar. 2. Preparação dos Legumes: Lave e corte os tomates cereja ao meio. Lave e corte a curgete em cubos. Corte a cebolinha em fatias finas. Pique o manjericão fresco. 3. Monte a Salada: Em uma tigela grande, misture a espelta resfriada, o tomate cereja, a abobrinha, a cebolinha e o manjericão picado. 4. Prepare o Molho: Em uma tigela pequena, misture o vinagre balsâmico e o azeite. Adicione sal e pimenta a gosto e misture bem. 5. Tempero da Salada: Despeje o molho sobre a salada de espelta e legumes. Mexa delicadamente para garantir que todos os ingredientes estejam bem temperados. 6. Servir: Divida a salada de espelta com legumes de verão em dois pratos e sirva imediatamente.

PIMENTÕES RECHEADOS COM CUSCUZ

Tempo de preparo: 20 minutos

Tempo de cozimento: 30 minutos

Dose para 2 Pessoas

Ingredientes

2 pimentões vermelhos ou amarelos inteiros

100 g de cuscuz

150 ml de água

1 colher de sopa de azeite extra virgem

50 g de tomate seco picado

2 colheres de sopa de pinhões torrados

2 colheres de sopa de salsa fresca picada

2 colheres de sopa de hortelã fresca picada

Suco de 1/2 limão

Sal a gosto Pimenta a gosto

Preparação

1. Preparação dos pimentos: Pré-aqueça o forno a 200°C. Corte a parte superior dos pimentões e retire as sementes e as membranas internas. Unte levemente os pimentões com um pouco de azeite e coloque-os em uma assadeira. **2. Preparação do Cuscuz:** Deixe ferver a água com uma pitada de sal. Despeje o cuscuz em uma tigela grande, acrescente a água fervente e cubra com um prato. Deixe descansar por cerca de 5 minutos e depois solte o cuscuz com um garfo. **3. Preparação do recheio:** Numa panela, aqueça 1 colher de sopa de azeite e acrescente os tomates secos picados. Torre levemente os pinhões em uma frigideira seca até dourar.

Adicione os tomates secos, os pinhões, a salsa e a hortelã ao cuscuz. Tempere com suco de limão, sal e pimenta. Misture bem para combinar todos os ingredientes. 4. Recheie os Pimentões: Recheie cada pimentão com a mistura de cuscuz, pressionando levemente para obter o máximo de recheio possível. Coloque as "tampas" dos pimentões previamente cortados sobre cada pimentão recheado. 5. Assar no Forno: Cubra a assadeira com papel alumínio e leve ao forno pré-aquecido por 20 minutos. Retire o papel alumínio e cozinhe por mais 10 minutos, até que os pimentões estejam macios e levemente dourados. 6. Servir: Retire os pimentões do forno e deixe descansar alguns minutos. Sirva imediatamente.

ZUCQUINA MARINADAS GRELHADAS

Tempo de preparo: 15 minutos

(mais 30 minutos de marinada)

Tempo de cozimento: 10 minutos

Dose para 2 Pessoas

Ingredientes

2 abobrinhas médias, cortadas longitudinalmente

2 colheres de sopa de azeite extra virgem

1 colher de sopa de vinagre balsâmico

1 dente de alho picado

1 colher de chá de orégano seco

1 colher de chá de tomilho seco

Sal a gosto Pimenta a gosto

Salsa fresca picada para enfeitar

Preparação

1. Prepare a Marinada: Numa tigela grande, misture o azeite, o vinagre balsâmico, o alho picado, os orégãos, o tomilho, o sal e a pimenta. 2. Marinar as abobrinhas: Adicione as fatias de abobrinha à tigela com a marinada. Misture bem para garantir que todas as fatias fiquem uniformemente revestidas. Tampe a tigela e deixe marinar na geladeira por pelo menos 30 minutos. 3. Prepare a grelha: Pré-aqueça a grelha ou a assadeira em fogo médio-alto. 4. Grelhe a Abobrinha: Retire as rodelas de abobrinha da marinada, deixando escorrer o excesso. Disponha as rodelas de abobrinha na grelha pré-aquecida. Grelhe por cerca de 45 minutos de cada lado, até que a abobrinha esteja macia e com marcas de grelha. 5. Servir: Transfira as abobrinhas grelhadas para uma travessa. Decore com salsa fresca picada.

CONCLUSÃO

Conclusão Obrigado por embarcar nesta jornada com "Sonoma Diet 2025". Espero que você tenha encontrado inspiração nas páginas deste livro para adotar um estilo de vida mais saudável e equilibrado. A Dieta Sonoma não é apenas um plano alimentar, mas um modo de vida que celebra alimentos deliciosos e nutritivos, bem-estar e atenção plena. Adotar a Dieta Sonoma significa abraçar a qualidade e variedade dos alimentos integrais, desfrutar dos sabores autênticos da cozinha mediterrânica e valorizar cada refeição como um momento de prazer e cuidado consigo mesmo. Esteja você apenas começando sua jornada ou tentando manter um peso saudável, lembre-se de que cada pequena escolha pode fazer uma grande diferença na sua saúde e felicidade.

Seu feedback é importante Se você gostou do livro e achou a Dieta Sonoma útil para o seu estilo de vida, convido você a deixar um comentário. Seu feedback é valioso e pode ajudar outras pessoas a descobrir e se beneficiar dessa abordagem nutricional. Obrigado mais uma vez pela confiança e tenha uma jornada segura rumo a uma vida mais saudável e feliz!

[KLARLOCK]